霍山本草

西山药库

主编 顺庆生 魏 刚

集锦

四川科学技术出版社

图书在版编目（CIP）数据

霍山本草集锦 / 顺庆生，魏刚主编. -- 成都：四川科学技术出版社，2018.12
　ISBN 978-7-5364-9323-0

　Ⅰ. ①霍… Ⅱ. ①顺… ②魏… Ⅲ. ①中草药 – 介绍 – 霍山县 Ⅳ. ①R281.454.4

中国版本图书馆CIP数据核字(2018)第272758号

霍山本草集锦
HUOSHAN BENCAO JIJIN

出 品 人　钱丹凝
主　　编　顺庆生　魏　刚
责任编辑　李迎军
封面设计　殷　霖
版面设计　殷　霖
责任出版　欧晓春
出版发行　四川科学技术出版社
　　　　　成都市槐树街2号　邮政编码 610031
　　　　　官方微博：http://e.weibo.com/sckjcbs
　　　　　官方微信公众号：sckjcbs
　　　　　传真：028-87734039
成品尺寸　210mm × 285mm
　　　　　印张12　字数250千
印　　刷　昆明精妙印务有限公司
版　　次　2018年12月第一版
印　　次　2018年12月第一次印刷
定　　价　258.00元
ISBN 978-7-5364-9323-0

《霍山本草集锦》

顾 问　梁国金　项跃文　赵　珞　华心扬　刘　东

主 编　顺庆生　上海健康医学院
　　　　魏　刚　广州中医药大学

编 辑　李名海　汪　兴　王业才　李世海　杨立勇　何家文　何小兰
　　　　张长敬　桂　雪　李　玉　齐书恒　杜兆雄　张守福　宋向文

战略合作单位

霍山县中药产业发展局　　　　　　　　上海健康医学院

广州中医药大学　　　　　　　　　　　皖西学院生物与制药工程学院

霍山县中药材产业协会　　　　　　　　霍山县霍山石斛产业协会

霍山县灵芝产业协会

支持单位

中国中药霍山石斛科技有限公司　　　　回音必集团安徽制药有限公司

霍山县天下泽雨生物科技发展有限公司　九仙尊霍山石斛股份有限公司

霍山县长冲中药材开发有限公司　　　　安徽省衡济堂健康科技有限公司

安徽霍山县白马尖米斛有限公司　　　　安徽天安生物科技股份有限公司

安徽日月昌生物科技有限公司　　　　　霍山世佳农业科技有限公司

安徽乐然堂药业有限公司　　　　　　　安徽徽生源生物科技股份有限公司

前　言

　　霍山县历史悠久，早在春秋时期楚国就设有灊邑，汉代设为灊县，隋朝始称霍山县。霍山人杰地灵，英雄辈出，人文历史源远流长，众多文人墨客在此留下了精美的华章，数十位杰出人物名垂青史。霍山有着光荣的革命传统，是红军的故乡，将军的摇篮。

　　霍山县位于安徽省西部，大别山北麓，淮河一级支流淠河的上游，位于东经115º52′～116º32′，北纬31º03′～31º33′之间，县内南北宽59 km，东西长63 km，全县总面积2 043 km²，辖16个乡镇，1个省级经济开发区，全县人口36.3万人。县内地形复杂，地貌特征为"七山一水一分田，一分道路和庄园"，地势由西南向东北逐渐倾斜，东、南、西三方山峦重叠，为海拔500～1 100 m的中山区，海拔1 500 m以上的山峰有20多座。北部为海拔500 m以下的丘陵区，较为平坦。因地貌类型、海拔高度等情况不同，加之植被、坡向、坡度及地形起伏显隐等局部地区条件的差别，又形成多种多样的小气候，呈现出"山外初夏，山里桃花"甚至"十里不同天"的区域及垂直差异特征。全县处于亚热带湿润气候和温带半湿润气候的过渡地带，气候湿润，四季分明，无霜期长，光、热、水条件优越。有"春暖、夏凉、秋爽、冬寒"的季节特征，年平均光照时长1 881小时，气温15 ℃，降水量为1 400 mm，雨量为邻近县之首。夏季雨水集中（夏季梅雨天明显），雨量分布有区域差异，山区多于丘陵，一般为6∶4。

　　这里有丰富的矿产、药材、茶叶、蚕桑、毛竹、森林、水利等自然资源，是远近闻名的"金山药岭名茶地，竹海桑园水电乡"。境内森林覆盖率达76.1%，生物物种6 500余种，其中国家一级保护植物20多种，珍稀野生动物30多种，是一个生态系统相对完备、珍稀物种丰富的天然基因宝库。为各种中药材的繁衍生息提供了绝佳环境，孕育出丰富的优质道地中药资源，是闻名遐迩的"药材之乡"，有"西山药库"之美誉。

一、"西山"考

据清光绪年间《霍山县志》记载："天嘉二年冬十月乙巳，霍山西山蛮率部落内属"，提示霍州与"西山"存在密切关联。

然"霍山西山蛮"具体何指？唐代李延寿《南史》（659年）卷九记载："冬十月癸丑，霍州西山蛮率部内属。"唐代姚思廉所著《陈书》（636年）卷三《世祖纪》天嘉二年冬十月乙巳条："霍州西山蛮率部落内属"，意指天嘉二年（561年）十月，被纳入北周疆域内的霍州西山蛮内属陈朝。即当时霍州之蛮夷称为"西山蛮"，由此可见，此处的"西山"是一个非常古老的称谓。

"西山"又指哪里呢？据皖西历史文化学者姚治中所考，"西山"不是山的名称，而是一个地区的名称。地理学上有"霍山弧"这个概念（见2002年版《辞海》，"霍山"条）指大别山与衡山（霍山、潜山、皖山）所夹地区，顶端在今岳西北境，其中心在今湖北英山、安徽岳西、霍山、金寨、潜山地区，核心在漫水河地区及其附近（岳西、英山、霍山、金寨交界地区）。它以扇形向东、北辐射，延及淮北、皖东。

姚治中在《关于"西山文化"的定位问题》一文中还提到：长江下游之皖江一段从西南向东北而流，自古称江南为江东，江北为江西。汉代开始，仍称江淮之的九江、庐江两郡为"江西之地"。《晋书·地理志·下·扬州》说东晋在今黄冈设西阳郡，此后大别山区的"蛮人"被称为西阳蛮［五水（溪）蛮、太阳蛮］或笼统地称为西山蛮。今霍山县之舞旗河，在旧志书中称"五溪河"，今漫水河地区还有地名"太阳畈"。将以"霍山弧"为基点的地区泛称为西山（地区）是历史长河中约定俗成的习称。

二、"药库"说

大别山区中草药资源丰富，盛产石斛、赤芝、天麻、贝母等天然中药材。霍山县境内药用植物资源多达238科1 793种，霍山石斛、天麻、贝母、断血流享誉海内外。早在明万历年间李懋桧纂修的《六安州志》药属中就收载了黄精、茯苓等几十味药材。清乾隆年间，《霍山县志》在药品中有言："山中药味多不胜载，其著者则草本以石斛为最，天麻、黄精、茯苓等业已盛名。"到了清光绪年间，《霍山县志》记载："药材品类极多，著名道地之物有麝香、石斛，何首乌、天麻、黄精等多且佳，半夏、知母、贝母、茯苓等药材多不胜载。"

三、"西山药库"新机遇

"西山"历史悠久，"药库"名副其实。今天，"西山药库"迎来了新的发展机遇，被定义为全域全产业的大概念，是集中药农业、中药工业、中药服务为一体的中药产业综合体，包括"基地、加工、市场、文化、旅游、人才"等六大要素。霍山县作为远近闻名的"药材之乡"，中药资源品种丰富、质量上乘，中药种植传统悠久、底蕴深厚，打造"西山药库"，不仅利于当代，还将造福后世子孙。

西山药库中有举世闻名的霍山石斛（米斛），这是大自然馈赠的仙草，也是石斛类药材中最为引人注目的一颗明珠，自唐宋以来均为御用贡品，我国中药中最为突出的保健养生珍品——枫斗最早就是霍山石斛的加工品，当今市面上流行的数十种枫斗也均以霍斛、霍斗为贵。值得一提的还有贝母，世人皆以川贝母为贵，但大别山区自古应用一种不知名的当地贝母，直至20世纪80年代才正式命名为皖贝母，功效和川贝母相当。霍山石斛和皖贝母均同在20世纪80年代被正式命名，这一巧合也证明西山中药资源极其丰富。

经笔者近20年考察论证："十大皖药"中霍山石斛、赤芝、白芍、黄精、茯苓、牡丹皮、断血流、桔梗等均为西山地区所盛产。安徽省加强建设"十大皖药"这一特色的中医药资源品牌，促进皖药规范化、规模化和品牌化，给西山药库的发展提供了新的历史机遇。

这本《霍山本草集锦》在西山的宝库中精选了50种霍山县的特产中药，每种中药从原植物、别名、药材、饮片、生境分布、性味功能等方面阐释，特别是增加了养生保健及常用配方，并配以精美彩图予以展现，以此奉献给世人，使之了解霍山县的地大物博，中药资源的丰富，是一大庆幸之事。

习总书记指出"绿水青山就是金山银山"，希望霍山县能守住西山这一金山银山，开发好药库这一大自然宝库，造福霍山人民。

顺庆生　魏　刚

2018年10月

目 录

拉丁文学名索引

霍山本草
集锦

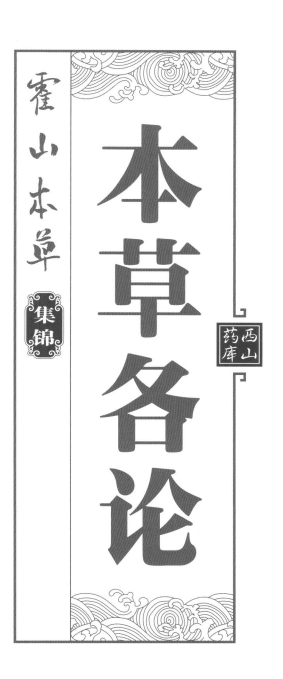

霍山本草 集锦

本草各论

西山药库

霍山石斛

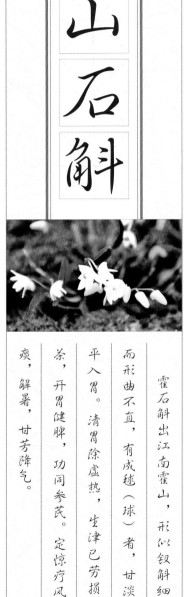

霍石斛出江南霍山，形似钗斛细小，色黄而形曲不直，有成毯（球）者，甘淡入脾，以之代茶，开胃健脾，功同参芪。定惊疗风，能镇涎平入胃。清胃除虚热，生津已劳损，以之代瘿，解暑，甘芳降气。

石斛始载于《神农本草经》，关于霍山石斛最早的历史所记载是2 000多年前西汉《范子计然》中所指的"石斛出六安"；1 700多年前成书于东汉（25—220年）至魏晋年间的《名医别录》记载"石斛生六安水傍石上"。

六安属我国古代中原地区，据历史地理考证是石斛在自然界分布的北部边缘，大别山的地理位置以及黄河流域和中原地区的医药发展，证实"石斛出六安"。经现代考证，安徽大别山区存在三种石斛，除霍山石斛外尚有铁皮石斛、细茎石斛。

1765年清代赵学敏所著的《本草纲目拾遗》中将霍山石斛记载得十分详细，也是石斛在所有本草中记载最为详尽的特有种。

《本草纲目拾遗》记载称："霍石斛出江南霍山，形似钗斛细小，色黄而形曲不直，有成毯（球）者，彼土人以代茶茗，云极解暑醒脾，止渴利水，益人气力，或取熬膏饷客，初未有行"之"者，近年江南北盛行之，有不给。市贾率以风兰根伪充，但风兰形直不缩，色青黯，嚼之不粘齿，味微辛。霍石斛嚼之微有浆，粘齿，味甘，微咸，形缩者真。"赵学敏引用年希尧《集验良方》曰："长生丹用甜石斛，即霍石斛也。范瑶初云：霍山属六安州，其地所产石斛名米心石斛，以其形如累米，多节，类竹鞭，干之成团，他产者不能米心，亦不成团也。"赵学敏又在书中引用其弟赵学楷《百草镜》语曰："石斛，近时有一种，形短只寸许，细如灯心，色青黄，咀之味甘，微有滑涩，系出六安及颍州府霍山县，名霍山石斛，最佳……"赵学敏又引陈廷庆云："本草多言石斛甘淡入脾，咸平入胃，今市中金钗及诸斛俱苦而不甘，性亦寒，且形不似金钗，当以霍斛为真金钗斛。清胃除虚热，生津已劳损，以之代茶，开胃健脾，功同参芪。定惊疗风，能镇涎痰，解暑，甘芳降气。"化学成分为多糖、生物碱、氨基酸等。

霍山石斛学名的确定：

由于历史的原因，霍山石斛被采挖得几乎灭绝，有关它的历史沉积多年，学名也众说纷纭，直到1984年由唐振缁、程式君两人得到霍山石斛植物标本，将霍山石斛命名为（*Dendrobium huoshanese* C.Z.Tang et S.J.Cheng）正式发表。

枫斗起源于霍山石斛。

枫斗是我国名贵中药和传统的保健品，同时也是我国中药中最具特色、最为传奇并驰名中外的一味，枫斗的记载有近300年的历史，就是赵学敏所著的《本草纲目拾遗》中记载的"霍石斛出江南霍山，形似钗斛细小，色黄而形曲不直，有成毬（球）者"，"成毬（球）者"就是现今的枫斗。

[别名] 米斛、霍山米斛、霍石斛、霍斛、霍斗。

[来源] 为兰科植物霍山石斛*Dendrobium huoshanense* C. Z. Tang et S. J. Cheng鲜茎或制成枫斗。

[形态] 草本，茎直立，肉质，长3～9 cm，从基部上方向上逐渐变细，基部下方粗3～18 mm，小分枝，具3～7节，节间长3～8 mm，淡黄绿色，有时带淡紫红色斑点。叶革质，2～3枚互生于茎的上部，斜出，舌状长圆形，先端钝并且微凹，基部具抱茎的鞘；叶鞘膜质，宿存。总状花序1～3个，从落了叶的老茎上部发出，具1～2朵花；花淡绿色，开展；中萼片卵状披针形，长12～14 mm，宽4～5 mm，先端钝，具5条脉；侧萼状披针形，花瓣卵状长圆形，通常长12～15 mm，宽6～7 mm，先端

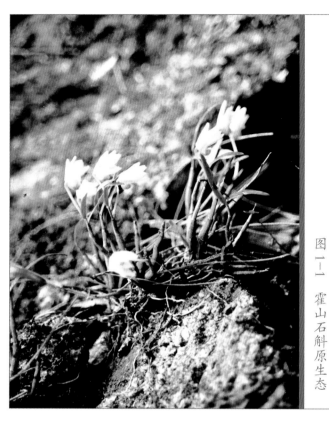

图1-1 霍山石斛原生态

钝，具5脉；唇瓣近菱形，长和宽大致等长，基部楔形并且具1个胼胝体，上部稍3裂，两侧裂片之间密生短毛，基部密生长白毛并且具1个黄色横椭圆形的斑块；蕊柱淡绿色，蕊柱足基部黄色，密生长白毛，两侧偶然具齿突；药帽绿白色，近半球形，长1.5 mm，顶端微凹。花期5月（图1-1、图1-2）。

[生境产地]　生于山地林中和山谷岩石上。主产于安徽西南部霍山县及其附近，是国家地理标志产品。

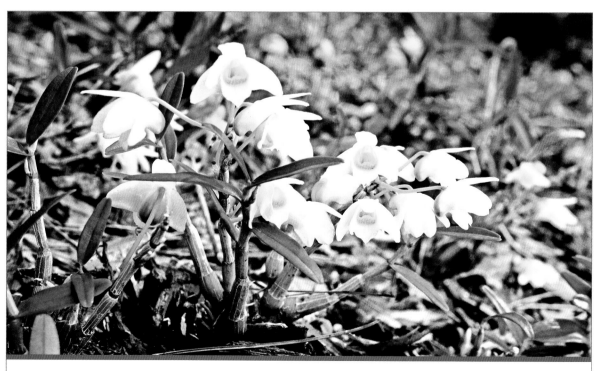

图 1-2　霍山石斛

4

[性状] 鲜品：鲜条 茎丛生，直立肉质状，长3～9 cm。从下部向上逐步变细。下部粗2.5～3 mm或过之，具3～7节。淡黄绿色，有时带淡紫色斑点。幼茎时节明显，茎部为米粒状并有透明感。味甘，黏液特强（图1-3）。

干品：霍斗 呈圆筒形弹簧状，环绕紧密，具2～7环，长0.4～1 cm，直径0.3～0.5 cm；茎直径0.1～0.2 cm。表面黄绿色或棕绿色，有细皱纹和膜质叶鞘，一端为根头，较

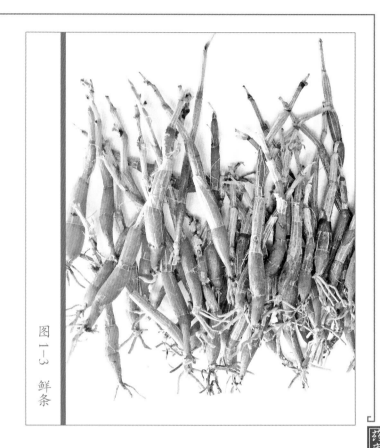

图1-3 鲜条

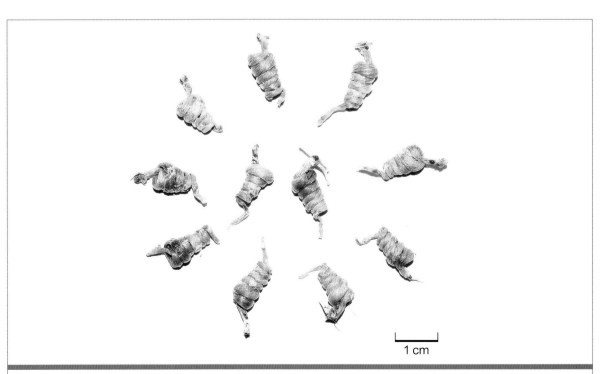

1 cm

图1-4 霍斗

粗，具须根数条（习称"龙头"），另一端为茎尖，细尖（习称"凤尾"）。质硬而脆，易折断，断面平坦，灰绿色至灰白色。气微，味淡，嚼之有黏滞感，无渣（图1-4）。

[性味归经] 本品味甘、微寒。归胃、肝、肾经。

[功效主治] 益胃生津，滋阴除热，明目。用于热病伤津或胃阴虚口渴舌干；阴虚内热，低热烦渴；肝肾虚亏，视力减退。

[用量用法] 煎服，6～15 g，鲜品15～30 g。

[贮藏] 干品置通风干燥处，防潮湿。鲜品置阴凉处。

养生保健及常用配方

1. 枫斗养生饮：枫斗10 g，西洋参10 g。煎剂或打粉，早晚各半，冲服。增强免疫力，用于肿瘤辅助治疗。

2. 枫斗冲剂：枫斗打粉，冲服。早晚各5 g。用于各种阴虚津亏证，胃阴不足。

3. 枫斗百合汤：枫斗9 g，百合15 g。水煎，早晚服。枫斗先煎2小时，用于阴虚干咳。

4. 枫斗麦冬饮：枫斗9 g，麦冬9 g，生地黄12 g，玄参12 g。煎煮，早晚服。治津少口干，便秘。

5. 枫斗川贝饮：枫斗3 g，川贝粉3 g，冰糖适量。晚上睡前服用。用于肺热干咳，痰稠发黄。

6. 枫斗粳粥：枫斗10 g，粳米50 g。枫斗先煮2小时，后入米成粥。早晚服用。用于虚热不退，津亏口渴，胃虚隐痛，舌光苔少。

7. 枫斗洋参饮：枫斗10 g，西洋参5 g，麦冬10 g，生地10 g。早晚服用。用于秋燥伤津。

8. 枫斗养生玉菊饮：枫斗12 g，玉蝴蝶9 g，菊花9 g。煎服，早晚服用。可护嗓，养颜，润喉清音。

9. 枫斗洋参虫草饮：枫斗3 g，西洋参3 g，冬虫夏草3 g。打粉吞服，早上服用。增强免疫力，用于肿瘤辅助治疗。

10. 枫斗灵芝饮：枫斗3 g，灵芝3 g。打粉或水煎，早上服用。增强免疫力，用于肿瘤辅助治疗。

11. 枫斗决明饮：枫斗12 g，决明子9 g，石决明15 g，杜仲12 g。打粉或煎服，早晚服用。治肝火上亢，血压偏高。

12. 枫斗双冬饮：枫斗9 g，麦冬12 g，天冬12 g。水煎，早晚服用。治消渴证之阴亏津伤，为糖尿病辅助治疗。

13. 枫斗密蒙饮：枫斗12 g，密蒙花9 g，决明子9 g。水煎，早晚服用。辅助治疗白内障。加淫羊藿3 g，治视物不清。

14. 枫斗牛膝木瓜饮：枫斗15 g，怀牛膝15 g，木瓜15 g。水煎，早晚服用。治胃虚精亏所致的腰膝酸痛。

15. 枫斗酒：枫斗25 g，牛膝25 g，番红花3 g，冬虫夏草3 g，五加皮15 g，杜仲15 g，天麻15 g，丹参12 g，川续断12 g，羌活12 g，山茱萸12 g，枸杞子12 g，菊花12 g，薏苡仁12 g，白酒1 000 ml。将药材打粉，装入布袋浸酒，一周后取酒饮。每晚20 ml，一次服完。用于肝肾阴虚，腰膝酸软，体倦乏力，头晕目眩。

16. 干眼饮：鲜霍斛30 g，菊花、霜桑叶各10 g。加水煎，分早晚2次服完。用于干眼症。

17. 枫斗饮：枫斗10 g。久煎，汤代茶饮。用于各种阴虚津亏证，胃阴不足，脘痛干呕，虚热不退等。

赤芝

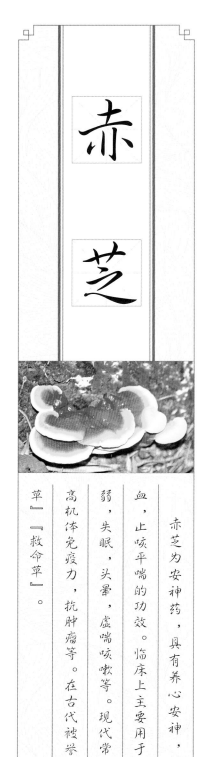

赤芝为安神药，具有养心安神，补气益血，止咳平喘的功效。临床上主要用于气血虚弱，失眠，头晕，虚喘咳嗽等。现代常用于提高机体免疫力，抗肿瘤等。在古代被誉为"仙草""救命草"。

赤芝始载于《神农本草经》，列为上品，载曰"赤芝，味苦平。主胸中结，益心气，补中，增慧智不忘。久食轻身不老，延年神仙"；《名医别录》明确载道："赤芝生霍山。"

赤芝为安神药，具有养心安神，补气益血，止咳平喘的功效，临床上主要用于气血虚弱，失眠，头晕，虚喘咳嗽等，现代常用于提高机体免疫力，抗肿瘤等。含有麦角甾醇、灵芝多糖、灵芝多肽、氨基酸、三萜类化合物、生物碱类等成分，赤芝孢子中含有氨基酸、海藻糖、甘露醇等成分。赤芝在古代被誉为"仙草""救命草"。现代人仍然对其青睐有加，特别是野生赤芝，倍受推崇。

[别名] 霍山灵芝、灵芝草、木灵芝。

[来源] 为多孔菌科真菌赤芝*Ganoderma lucidum* (Leyss. ex Fr.)Karst.的干燥子实体。

[形态] 菌盖呈木栓质，半圆形或肾形。上表面坚硬，初黄色，渐变为红褐色，有光泽，具环状和辐射状皱纹，边缘较薄，常稍内卷。菌盖下表面菌肉白色至浅棕色，由无数菌管构成，菌管内有多数孢子。菌柄侧生，长可达20 cm，直径约4 cm，红

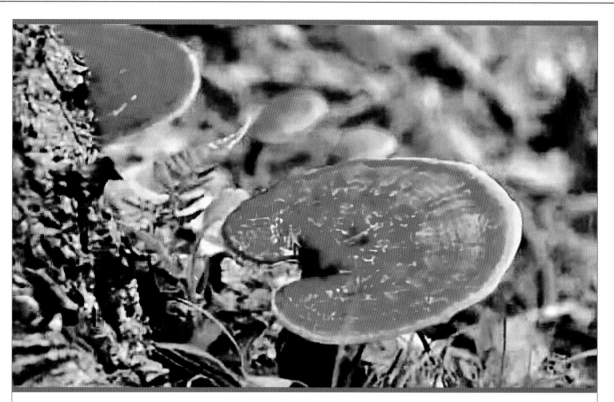

图2-1 灵芝

褐色至紫褐色，有漆样光泽。孢子褐色卵形，长8.5～11.5μm，宽5～6μm，一端平截，外壁光滑，内壁粗糙（图2-1）。

[生境分布]　腐生于栎及其他阔叶树的根部或枯干上。野生赤芝分布广泛，我国大部分地区均产，但产量不大；现有人工栽培，安徽、江苏、浙江、上海等地产量较大。霍山县是赤芝原产地之一，霍山灵芝是国家地理标志产品。

[性状]　外形呈伞状。菌盖肾形或半圆形，大小不一，厚1～2cm，边缘较薄，常稍内卷；上表面皮壳坚硬，黄褐色至红褐色，边缘常渐变为淡黄褐色，有光泽，具多层环纹和辐射状皱纹；下表面淡棕色至红褐色，可见无数菌管细孔；断面上层菌肉白色至淡棕色，下层菌管暗褐色，纵向紧密排列。菌柄圆柱形，侧生或偏生，长5～20cm，直径1～3.5cm，表面红褐色至紫褐色，光亮。体轻，质韧，不易折断（图2-2）。

饮片：呈不规则形切片，长约7cm。外面黄褐色至红褐色，有光泽，切面呈疏松状，外侧菌肉质黄棕色，内侧菌管深褐色。体轻质韧，气微，味微苦、微涩（图

2-3）。

　　栽培赤芝　子实体较粗壮、肥厚：菌盖皮壳红褐色，光泽较差或无光泽，外常被有大量粉尘样的黄褐色孢子。菌柄较粗短（图2-4）。

　　[性味归经]　本品味甘，性平。归肝、心、脾、肺、肾经。

　　[功效主治]　补气安神，止咳平喘。用于心神不宁，失眠心悸，肺虚咳喘，虚劳短气，不思饮食。

　　[用量用法]　6～12 g。

　　[贮藏]　置干燥处，防霉、防蛀。

　　[附注]　赤芝粉、赤芝破壁孢子粉均为棕褐色末，需显微镜检测（图2-5、图2-6、图2-7、图2-8）。

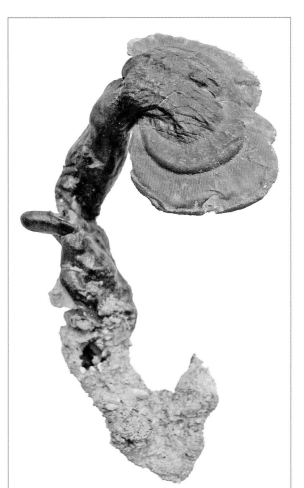

图 2-2　赤芝

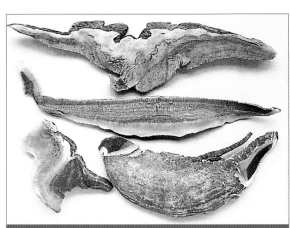

图 2-3　赤芝（饮片）

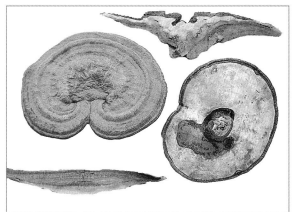

图 2-4　栽培赤芝

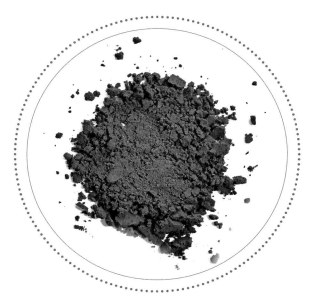

图 2-5　赤芝粉末

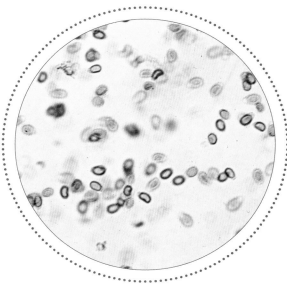

图 2-6　赤芝粉末示孢子（未破壁）

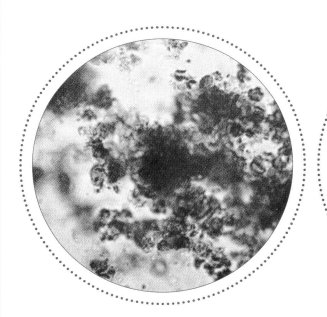

图 2-7　赤芝粉末示孢子（破壁）

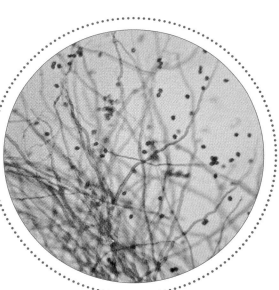

图 2-8　赤芝粉末图示菌丝和孢子

霍山本草

集锦

1. 赤芝酒：赤芝30 g，白酒500 ml。灵芝浸泡的时间以白酒变成棕红色为度，还可加入适量的冰糖或蜂蜜。每次饭后饮用10 ml，每日1～2次。此酒适宜于神经衰弱，消化不良，咳嗽气喘等。

2. 赤芝茶：将赤芝剪成碎块，放在茶杯内，冲入沸水，代茶饮，边泡边饮。也可水煎2～3次，将煎出的茶水装入暖水瓶内，细细品饮。此茶可以提神，消除疲劳。

3. 赤芝炖乳鸽：赤芝片5 g，乳鸽1只。先将乳鸽煺毛，去内脏，洗净后，放入盅内，加水适量，再将赤芝片也放入盅内，加绍酒、姜片、食盐等，上笼蒸至熟烂即可。此膳具有补益中气，温肾固本，滋阴养血的功效，用于儿童与老年人滋补，也可用于支气管哮喘，慢性支气管炎，白细胞减少症等。

4. 夜宁糖浆：赤芝50 g，合欢皮、首乌藤、女贞子各105 g，大枣75 g，甘草30 g，浮小麦300 g。加入白糖适量熬制而成。1次40 ml，日服2次。此药具有安神养心的功效，用于神经衰弱，头昏失眠，多梦等。

5. 赤芝粉：赤芝研粉，每日3次，每服2～3 g。可安神养胃。

6. 赤芝破壁孢子粉：每服0.9 g，每日2次。可增强免疫功能，辅助治疗癌症。

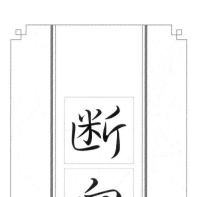

断血流

断血流（风轮菜）始载于《救荒本草》曰："生密县山野中，苗高二尺余。方茎四楞，色淡绿微白。叶似荏子叶而小，又似威灵仙叶微宽，边有锯齿叉，两叶对生，而叶节间又生子叶，极小，四叶相攒对生。开淡粉红花。其叶味苦。"与风轮菜基本相符。断血流系由安徽省霍山县民间验方中发掘出的有效中药，见载于《安徽中草药》。药材味微苦、涩，性凉。归肝经。有收敛止血之效。其含双氧黄酮类成分香蜂草苷、橙皮苷等。

[别名] 节节草、瘦风轮、九层塔。

[来源] 为唇形科植物瘦风轮 *Clinopodium polycephalum* (Vaniot.) C.Y. Wu et Hsuan或风轮菜 *C.chinense* (Benth.) O.Kuntze的干燥地上部分。

[形态] ①荫风轮：多年生草本，有香味。茎直立，方形，有短柔毛。单叶对生，卵形，边缘具粗锯齿，有柄；轮伞花序有花多数，生于枝顶或叶腋，苞片线形，有长缘毛(不超过萼筒中部)；花冠浅红色或紫红色；小坚果4枚，光滑（图3-1）。②风轮菜：茎叶墨绿色，两面毛茸较稀疏。轮伞花序

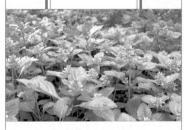

断血流生密县山野中。苗高二尺余。方茎四楞，色淡绿微白。叶似荏子叶而小，又似威灵仙叶微宽，边有锯齿叉，两叶对生，而叶节间又生子叶，极小，四叶相攒对生。开淡粉红花。其叶味苦。

多，半球形，花冠紫红色。小坚果卵状三角形（图3-2）。

[生境分布]　生于山坡草丛，阴湿地，主产于安徽大别山区。

[性状]　茎呈方柱形，有对生分枝，表面棕褐色或暗紫色，密被灰白色茸毛，有节、质脆，易折断。断面中空。叶对生，有梗，叶片皱缩，易碎。边缘有锯齿，气微香，味涩，微苦（图3-3）。

[性味]　本品味涩、微苦，凉。归肝、脾经。

[功效主治]　止血。用于崩漏，子宫肌瘤出血，鼻衄，牙龈出血，尿血，创伤出血。

[用量用法]　煎服，9～15 g。外用适量。

[贮藏]　防霉、防蛀。

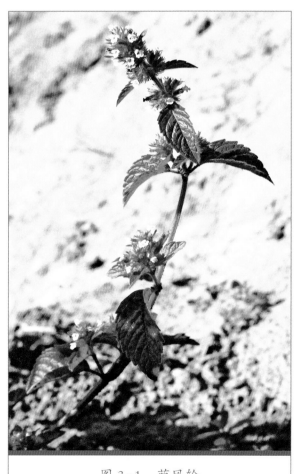

图 3-1　荫风轮

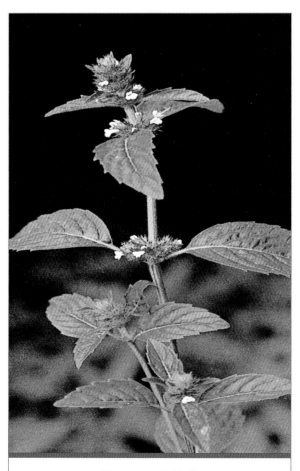

图 3-2　风轮菜

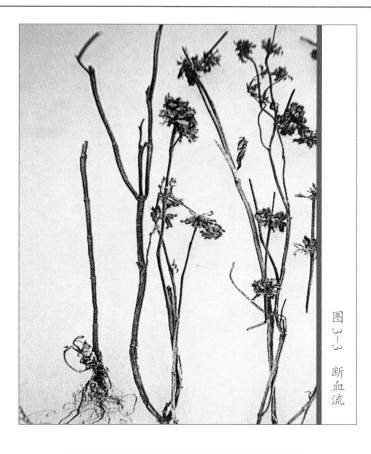

图 3-3 断血流

本草各论

断血流

西山药库

养生保健及常用配方

1. 风关洗液：断血流 100 g。煎汤，先熏后洗。每日 1 剂。用于关节风湿痛。

2. 消炎饮：断血流 30 g。水煎 2 次，早晚服用，每日 1 剂。用于病毒性传染性结膜炎。

3. 止血饮：鲜断血流 100 g，冰糖 50 g。水煎，每日 1 剂。用于咳血，吐血，衄血。

4. 外伤出血饮：断血流 15～30 g。水煎，早晚服用。用于创伤出血。

5. 解毒敷：鲜断血流适量，捣烂，敷伤处。1 日 1 次。用于毒蛇咬伤，无名肿毒。

6. 消炎膏：断血流适量，研磨，调菜油，涂患处。1 日 1 次。用于过敏性皮炎。

7. 清热饮：断血流 30 g，水煎，早晚服用。用于感冒，中暑。

8. 血蜂饮：断血流 15 g，蜂蜜适量。水煎，放凉后用蜂蜜调味，早晚各服 1 次。用于牙龈出血。

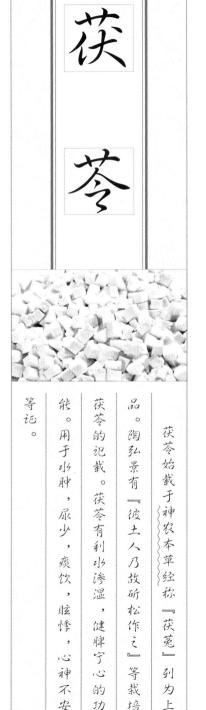

茯苓

茯苓始载于神农本草经称『茯菟』列为上品。陶弘景有『彼土人乃故斫松作之』等栽培茯苓的记载。茯苓有利水渗湿，健脾宁心的功能。用于水肿，尿少，痰饮，眩悸，心神不安等证。

茯苓始载于《神农本草经》，称"茯菟"，列为上品。陶弘景有"彼土人乃故斫松作之"等栽培茯苓的记载。《图经本草》载有西京茯苓和兖州茯苓附图。李时珍曰："茯苓，《史记·龟策列传》作伏灵，盖松之神灵之气，伏结而成，故谓之伏灵，伏神也……俗作茯者，传写之讹尔。"历代本草所载，均指本种而言，茯苓有利水渗湿，健脾宁心的功能。用于水肿，尿少，痰饮，眩悸，心神不安等证。含有茯苓多糖，药理作用为免疫作用；同时有镇静、降血糖作用和抗肿瘤作用等。

[别名]　白茯苓、云苓、赤茯苓。

[来源]　为多孔菌科真菌茯苓 *Poria cocos* (Schw.) Wolf的干燥菌核。

[形态]　菌核类球形、椭圆或不规则形，大小不一，直径10～30 cm或更大，常生于松树等根上，新鲜时软，干后渐硬，多皱的皮壳，表皮淡灰棕色或黑褐色，成瘤状皱缩，内部粉粒状，白色或淡粉红色；子实体伞形，生于菌核表面，平伏，近无柄，白色或黄白色，干后变淡褐色；菌管单层，生于子实体下面。孢子长方形至近圆柱形（图4-1、图4-2）。

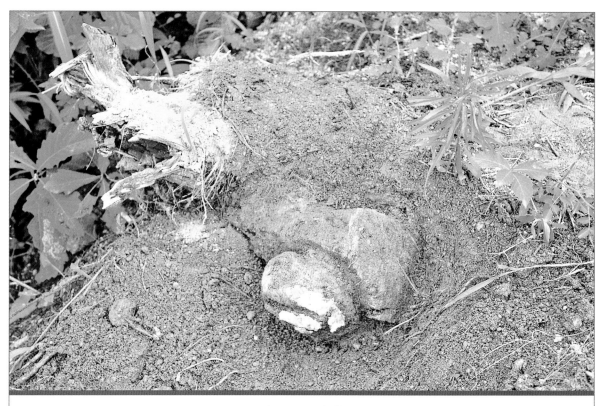

图 4-1　茯苓

[生境分布]　生于向阳、温暖的山坡和疏松、排水良好的砂质土壤。多寄生于赤松、马尾松、黑松植物较老的根部。分布于安徽、河北、河南、山东、江苏、江西等省，安徽大别山区栽培量大。

[性状]　茯苓个：类球形，椭圆形或不规则圆块，大小圆扁不一，长10～30 cm，外皮薄而粗糙，棕褐色至黑褐色，有明显皱纹，质坚实而重，难破碎，一般重1～1.5 kg，小者重约0.5 kg，大者可达十几千克。断面颗粒性，有时裂隙，外部淡棕色，内部白色，少数淡红色，有的中间抱有松根（习称"茯神"），无臭，味淡，嚼之粘牙（图4-3）。

茯苓片：一般为方形、长方形块片，大小不一（图4-4）。

茯苓粉末：茯苓粉末图示菌丝（图4-5）。

[性味归经]　本品味甘、淡、平。归心、脾、肾经。

[功效主治]　利水渗湿，健脾，宁心。用于小便不利，水肿；脾虚，食欲不振，神疲乏力，慢性泄泻；心悸，失眠。

[用量用法]　煎服，10～15 g。

[贮藏]　置通风干燥处，防霉变。

[附药]

1．茯苓皮　为茯苓菌核的黑色外皮。性味同茯苓，功专行皮肤水湿，多用于皮肤水肿，常与五加皮、陈皮等同用。用量15～30 g（图4-6）。

2．茯神　为茯苓菌核生长中天然抱有松根者。性味同茯苓，有宁心安神之功，临床用于心神不安，惊悸，健忘等。用量10～15 g（图4-7）。

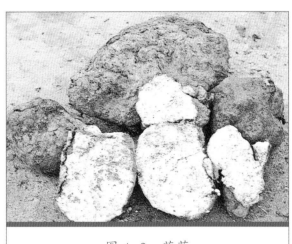

图 4-2　茯苓

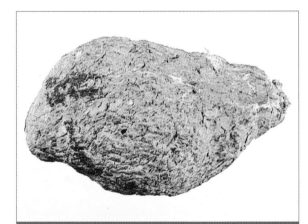

图 4-3　茯苓个

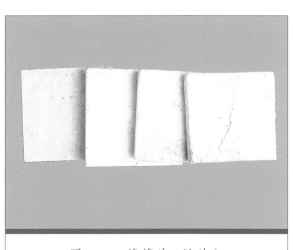

图 4-4　茯苓片（饮片）

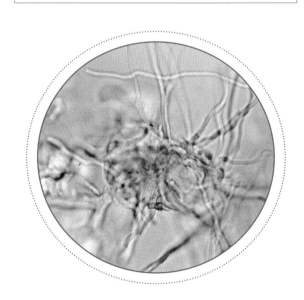

图 4-5　茯苓粉末图示菌丝

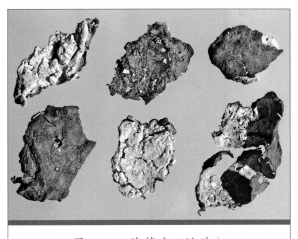
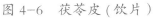
图 4-6　茯苓皮（饮片）

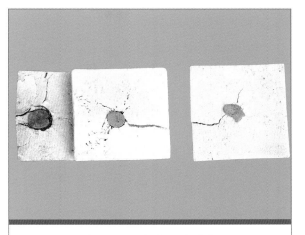
图 4-7　茯神（饮片）

养生保健及常用配方

　　1. 五苓散：茯苓9 g，泽泻9 g，猪苓9 g，白术9 g，桂枝9 g。水煎，早晚服用。用于头痛发热，小便不利。

　　2. 苓桂术甘汤：茯苓12 g，桂枝9 g，白术9 g，甘草6 g。水煎，早晚服用。健脾安神，利水渗湿，治小便不利。

　　3. 茯苓丸：赤茯苓30 g，沉香30 g。共研细末，用地黄汁熬膏为丸服，早中晚三次服用。用于心肾气虚，神志不守，小便淋漓或不禁（注：赤茯苓为未去外皮者）。

天麻

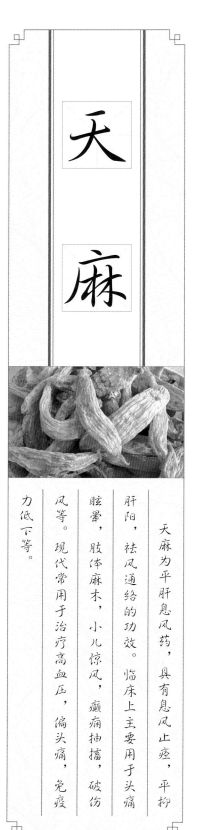

天麻为平肝息风药，具有息风止痉，平抑肝阳，祛风通络的功效。临床上主要用于头痛眩晕，肢体麻木，小儿惊风，癫痫抽搐，破伤风等。现代常用于治疗高血压，偏头痛，免疫力低下等。

天麻又名赤箭、鬼督邮，始载于《神农本草经》，列为上品。《新修本草》曰："赤箭，此芝类，茎似箭竿，赤色，端有花叶，远看如箭有羽。根、皮、肉、汁与天门冬同，惟无心脉。去根五、六寸，有十余子卫，似芋。其实似苦楝子，核作五、六棱，中肉如面，日曝则枯萎也，得根即生。啖之，无干服法也。"

天麻为平肝息风药，具有息风止痉，平抑肝阳，祛风通络的功效。临床上主要用于头痛眩晕，肢体麻木，小儿惊风，癫痫抽搐，破伤风等。现代常用于治疗高血压，偏头痛，免疫力低下等。含有天麻苷、赤箭苷等成分。天麻为腐生植物，靠吸收蜜环菌的养分生长。过去全依靠采挖野生资源，现在许多地区进行人工栽培。

[别名] 赤箭、明天麻、定风草根、白龙皮。

[来源] 为兰科植物天麻Gastrodia elata Bl.的干燥根茎，秋冬季茎枯萎后采挖的称为"冬麻"，春天抽茎后采挖的称为"春麻"。

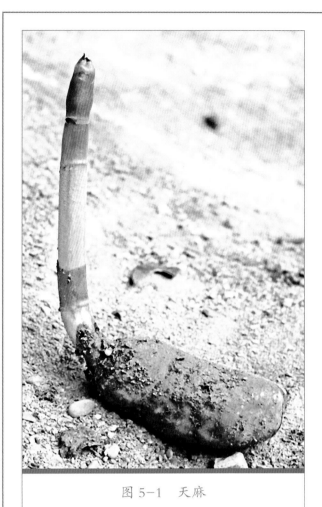

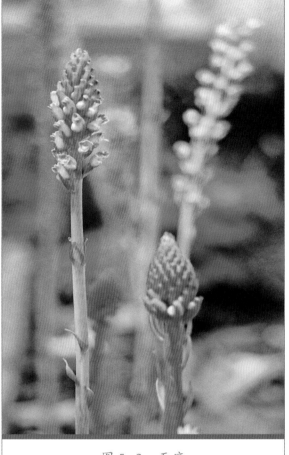

图 5-1 天麻　　　　　　　　　　　图 5-2 天麻

[形态]　多年生腐生植物。块茎横生，椭圆形或卵圆形，肉质，有环节，节上有膜质鳞叶。茎单一，高30～150 cm，黄褐色。叶鳞片状，膜质，下部鞘状抱茎。总状花序顶生，苞片膜质，披针形：花淡绿黄色或橙红色。蒴果长圆形或倒卵形。种子多而极细小，呈粉末状（图5-1、图5-2）。

[生境分布]　生于森林阴湿环境和腐殖质较厚的土壤上。分布于河北、安徽、江西、湖北。主产于四川、云南、安徽大别山区。

[性状]　冬麻呈长椭圆形，常扁缩弯曲，长6～13 cm，直径2～6 cm。表面黄白色或淡黄棕色，半透明，具多轮由点状突起组成的横环纹以及不规则纵皱纹，有时可见菌索，一端有红棕色芽苞，习称"鹦哥嘴"，另一端有圆形疤痕。质坚实，不易折断。断面黄白色或淡黄棕色，角质，有光泽，具多数散在的筋脉点。气特异，味甘（图5-3）。

春麻：由点状突起组成的横环纹不甚明显，不规则纵皱纹较少，顶端残留中空的茎痕，质坚硬，断面中央有空洞（图5-4）。

[性味归经]　本品味甘、温。归肝经。

[功效主治]　息风止痉，平抑肝阳，祛风通络。用于小儿惊风，癫痫抽搐，破伤风，头痛眩晕，手足不遂，风湿痹痛。

[用量用法]　3～10 g。

[贮藏]　置阴凉干燥处，防蛀。

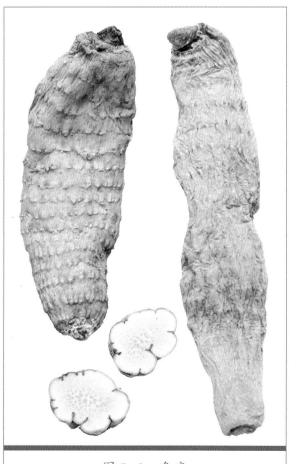

图 5-3　冬麻

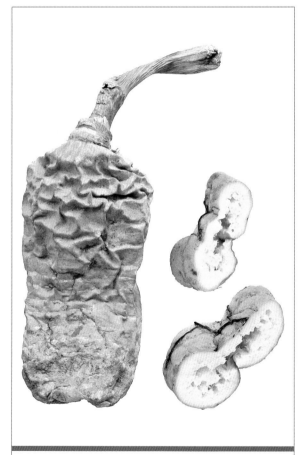

图 5-4　春麻

1. 天麻茶：天麻50 g。每次取5 g，加绿茶7 g。用开水冲泡，加盖焖5分钟即可饮服，代茶饮。用于肢体震颤，眩晕，耳鸣，健忘，失眠多梦等症。

2. 天麻饮：天麻10 g，桂圆30 g。水煎，每日1剂。用于肢体麻木酸痛。

3. 天竹饮：天麻10 g，竹沥30 ml。水煎，每日1剂。用于肝风痰热的痫证。

4. 天麻炖蛋：天麻粉3 g，鸭蛋1个。将鸭蛋打入碗中，加适量的米酒，放入天麻粉隔水炖，蛋熟即可。1日2次，早、晚各服一半。用于头痛，头晕。

5. 天麻炖猪脑：天麻粉12 g，猪脑1个。加水适量，隔水炖熟，即可服食。1日或隔日1次。用于冠状动脉硬化，高血压，眩晕等。

6. 天麻炖鸡：天麻粉10 g，老母鸡1只。将母鸡杀后，洗净，将天麻装入鸡腹，淋少许黄酒，隔水蒸3～4小时，至鸡肉酥烂即可。天麻与鸡肉同吃，1日2次，3日内吃完。用于手指麻木，惊恐多梦等。

7. 天麻鸭子汤：天麻15 g，生地30 g，鸭子1只。鸭子宰杀，去毛及内脏，洗净，与天麻、生地共炖至鸭肉熟，加食盐、味精调味。食肉饮汤。3日内吃完。用于阴虚阳亢的妊娠先兆子痫，与妊娠晚期出现的头目眩晕，耳鸣头痛，口苦咽干等。

8. 天麻钩藤饮：天麻20 g，钩藤30 g，全蝎10 g，蜂蜜适量。将天麻、全蝎加水煎煮2次，合并药液，入钩藤煮10分钟，去渣，加蜂蜜混匀即可。1日3次，2日内服完。用于风中经络，半身麻木，口眼歪斜，舌强语謇，头痛目眩等。

本草各论

天麻

重楼

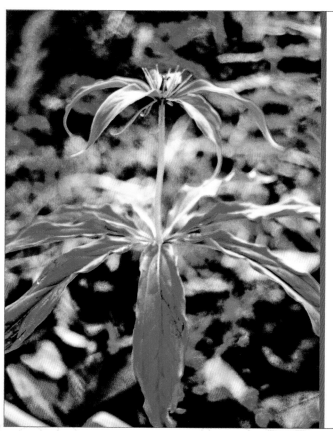

重楼又名"蚤休"，始载于《神农本草经》列为下品。宋《本草图经》对其形态有了详尽的描述："蚤休……六月开黄紫花，蕊赤黄色，上有金丝垂下；秋结红子；根似肥姜，皮赤肉白。"明《本草蒙荃》："川谷俱有，江淮独多。不生傍枝，一茎挺立。茎中生叶，叶心抽茎……上有金线垂下，故又名金线重楼，俗呼七叶一枝花也。"有清热解毒，镇惊止痛的功能。化学成分为多种甾体化合物，薯蓣皂苷元等。

重楼原名『蚤休』，始载于神农本草经列为下品。宋本草图经对其形态有了详尽的描述：『蚤休……六月开黄紫花，蕊赤黄色，上有金丝垂下；秋结红子；根似肥姜，皮赤肉白。』

图 6—1 重楼

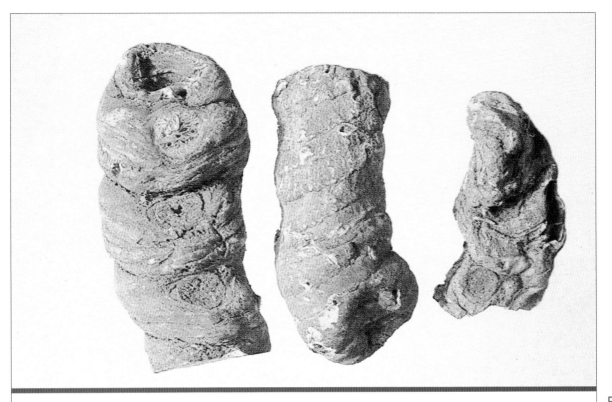

图6-2 重楼

[别名] 蚤休、七子莲、草河车、七叶一枝花、灯台七。

[来源] 为百合科植物七叶一枝花*Paris polyphylla* Smith var.*chinensis* (Franch.) Hara的干燥根茎。

[形态] 多年生草本。根茎粗厚，黄褐色，密生环节。茎常带紫色，基部有白色膜质鞘。叶通常7片，轮生茎顶，纸质，椭圆形或倒卵状长圆形，先端尖，基部圆形或楔形，全缘；叶柄带红色。花单生茎顶；外轮花被绿色，叶状，内轮花被条形，长约外轮花被的2倍。蒴果浆果状，近球形，黄褐色（图6-1）。

[生境分布] 生于灌木丛中下层，阴湿温润。产于我国长江下游，安徽、浙江等地。

[性状] 呈结节状扁圆形，长5～12 mm，直径1.0～4.5 mm。表面黄棕色，外

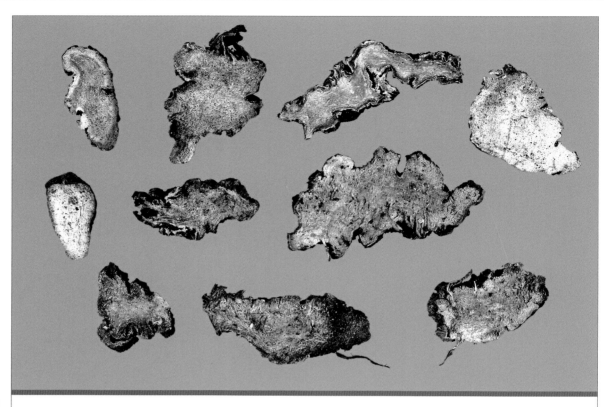

图 6-3　重楼（饮片）

皮脱落处呈白色，密生层状凸粗环纹，结节明显，结节上有明显凹陷，另一面有疏生须根痕。顶端具鳞叶残茎，断面平坦，白色至浅棕色，粉性或胶质（图6-2）。饮片：呈类圆形或不规形切片，边缘有凹陷，表面棕黄色或褐黄色，有横环纹和须根痕。切面类白色或浅棕色，质硬，粉性，气微，味苦，稍麻舌感（图6-3）。

[性味归经]　本品味苦，微寒。归肝经。有小毒。

[功效主治]　清热解毒，消肿止痛，息风止痉。用于疮痈疔毒，毒蛇咬伤，跌打损伤，外伤出血，肝热惊风抽搐。

[用量用法]　煎服，5～10 g。外用适量。

[贮藏]　置通风干燥处，防霉、防蛀。

1. 重楼解毒酊：重楼250 g，草乌80 g，艾叶70 g，石菖蒲50 g，大蒜、天然冰片各20 g，乙醇适量。将大蒜去皮，捣碎成泥；重楼、草乌、石菖蒲、艾叶粉碎成最粗粉；加两倍量稀乙醇，浸渍10日；取上清液，药渣滤过；滤液与上清液合并，加入天然冰片，搅拌使溶解；加水和乙醇使含醇量为45%～55%，并至规定量，搅匀；静置3日，滤过。涂抹患处，每日3～4次，用于皮肤瘙痒，虫咬皮炎，流行性腮腺炎等。

2. 重楼前胡茶：紫草根60 g，人工牛黄10 g，重楼60 g，前胡30 g，鱼腥草20 g。将紫草根、重楼、鱼腥草、前胡制成浸膏，干燥后粉碎，加入人工牛黄调匀。用时每次取15 g，冲开水服用，日服3次。用于清热解毒，利水消肿，辅助肝癌治疗。

3. 舒筋骨疼痛酒：重楼、续断、红花各100 g，当归、秦艽、肉桂、木香、制川乌、制草乌各40 g，砂糖260 g，玉竹200 g，黄芪、党参、桂枝、枸杞子各75 g，虎杖96 g，白酒20 L。将药研成粗粉，用白酒作溶媒浸渍2天；按流浸膏剂与浸膏剂项下渗漉法渗漉，收集渗滤液，和匀；加入砂糖，搅拌融化，静置14天，滤过装瓶密封备用。一天3次或遵医嘱，每次服10～15 ml。用于筋骨酸痛，四肢麻木，风湿性关节炎等。

4. 重楼解毒汤：重楼5 g，扁蕨20 g，蒲公英15 g，金银花15 g。以扁蕨全草入药，加入其余3味，水煎，每日3次，2日1剂。能清热解毒，舒筋活血，消肿散瘀止痛，用于治疗肝炎，肝硬化。

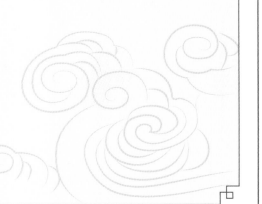

白及

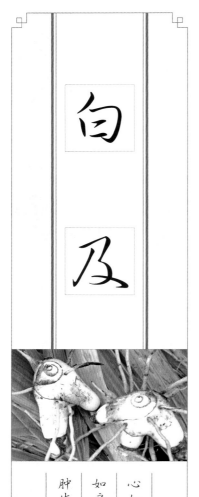

白及始载于《神农本草经》，又名连及草，列为下品。《吴普本草》云："茎叶如生姜、藜芦也。十月花，直上，紫赤。根白，连。"《本草经集注》曰："叶似杜若，根形似菱米，节间有毛……可以作糊。"《蜀本草》云："叶似初生枼桐及藜芦。茎端生一台，四月开紫花。七月实熟，黄黑色。冬凋。根似菱，三角，白色，角头生芽。"《本草纲目》曰："开花长寸许，红紫色，中心如舌，其根如菱米，有脐，如凫茈之脐，又如扁扁螺旋纹，性难干。" 其有收敛止血，消肿生肌功效。化学成分为白及甘露聚糖。

本草纲目曰：『开花长寸许，红紫色，中心如舌，其根如菱米，有脐，如凫茈之脐，又如扁扁螺旋纹，性难干。』其有收敛止血，消肿生肌功能。化学成分为白及甘露聚糖。

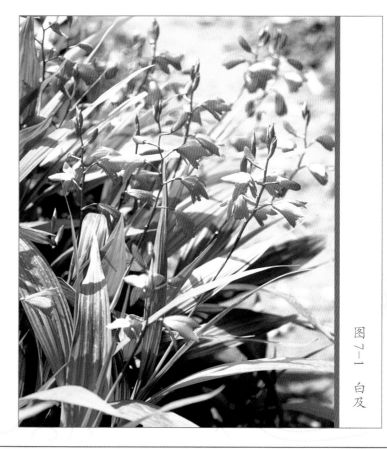

图7—1 白及

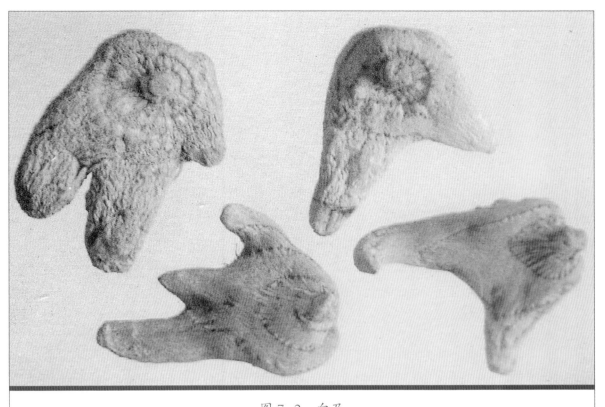

图7-2 白及

[别名] 白根、白鸡儿、羊角七、地丝。

[来源] 为兰科植物白及 *Bletilla striata* (Thunb.) Reichb.f.的干燥块茎。

[形态] 多年生草本，假鳞茎扁圆形或不规则菱形，肉质肥厚，黄白色，常数个并生。茎直立，叶3～4枚，披针形或广披针形，先端渐尖，基部下延或鞘状抱茎。总状花序顶生，常有花1～6朵；花淡紫红色，蒴果纺锤状，有6条纵棱（图7-1）。

[生境分布] 生于山坡草丛中，井边。主产安徽、浙江等地。

[性状] 呈不规则扁圆形，多有2～3个爪形分枝，长1.5～5 cm，厚0.5～1.5 cm，表面灰白色或黄白色，有同心环节或须根痕，质坚硬，断面类白色，角质样（图7-2）。饮片：呈不规则形切片，直径6～20 mm。外表淡灰黄色，具皱纹，有的具须根痕，切面白色，角质样，半透明，有筋脉纹，质硬。气微，味稍苦，嚼之有黏性（图7-3）。

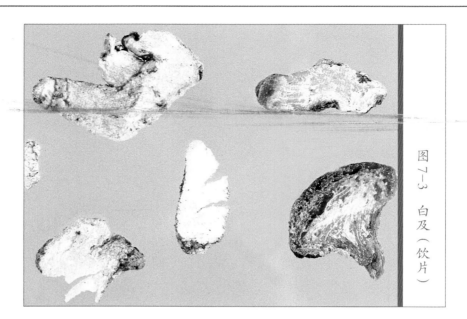

图7-3　白及（饮片）

[性味归经]　本品味苦、甘、涩，寒。归肺、胃、肝经。

[功效主治]　收敛止血，消肿生肌。用于内外诸出血症；痈肿，烫伤，手足皲裂，肛裂等。

[用量用法]　煎服，3～10 g；散剂，每次2～5 g。外用适量。反乌头。

[贮藏]　防霉、防湿、防蛀。

养生保健及常用配方

1. 止鼻血末：用开水调白及末外涂创伤部位，再用开水送服白及末3 g，效果好，用于治鼻衄不止。

2. 鹅口膏：白及末用乳汁调，敷足心，适量。用于治鹅口疮。

3. 疗疮膏：白及末1.5 g，水调澄清后去水，摊在厚纸上贴敷患处，适量。用于治疗疮肿毒。

4. 创伤末：白及、煅石膏等份研末，适量，外搽伤口。用于治刀斧创伤。

5. 消咳饮：取白及粉适量，用沸水冲泡，代茶饮，每次3 g，每日3次。适用于肺结核咳嗽，咯血等的辅助治疗。

6. 止裂膏：适量白及粉和少量植物油共搅匀，涂于患处，每日2次。适用于手足皲裂。

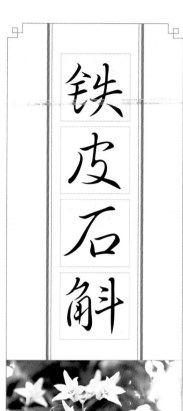

铁皮石斛

《神农本草经》将其列为上品，谓："……味甘、平，无毒。治伤中、除痹、下气，补五脏虚劳、羸瘦、强阴益精。久服厚肠胃……长肌肉，逐皮肤邪热，痹气……定志除惊，轻身，延年……"

石斛一名始载于《神农本草经》，列为上品，铁皮石斛始于何时没有明确的记载。西汉《范子计然》记载："石斛出六安"，其后相隔400年的《名医别录》记载："石斛生六安水傍石上。"据笔者等考证，其时六安地区存在着霍山石斛、铁皮石斛、细茎石斛，因霍山石斛应用广而采挖殆尽，而铁皮石斛渐渐取代了霍山石斛的应用，所以铁皮石斛起始应与《名医别录》的记载有关，使用历史应已超过千年，广为人传。铁皮石斛以增强人的免疫功能和滋阴而著称，其化学成分为多糖。

[别名] 黑节草、铁皮兰、霍山铁皮石斛。

[来源] 为兰科植物铁皮石斛*Dendrobium officinale* Kimura et Migo.的新鲜或干燥茎。

[形态] 茎直立，圆柱形，长9～35 cm，粗2～4 mm，不分枝，具多节，叶二列，纸质，长圆状披针形，先端钝并且多少钩转，基部下延为抱茎的鞘，边缘和中肋常带淡紫色；叶鞘常具紫斑，老时其上缘与茎松离而张开，并且与节留下1个环状

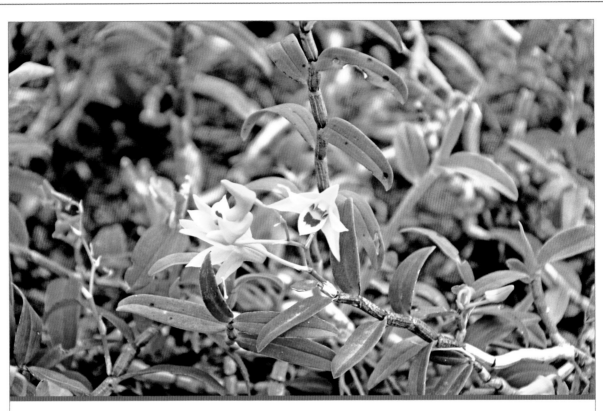

图 8-1　铁皮石斛原生态

铁青的间隙。总状花序常从叶的老茎上部发出，具2～3朵花；花苞片干膜质，浅白色，卵形，先端稍钝；萼片和花瓣黄绿色，近相似，长圆状披针形，先端锐尖，具5条脉；侧萼片基部较宽阔，萼囊圆锥形，末端圆形；唇瓣白色，基部具1个绿色或黄色的胼胝体，卵状披针形，比萼片稍短，中部反折，先端急尖，不裂或不明显3裂，中部以下两侧具紫红色条纹，边缘多少波状；唇盘密布细乳突状的毛，并且在中部以上具1个紫红色斑块；蕊柱黄绿色，先端两侧各具1个紫点；蕊柱足黄绿色带紫红色条纹，疏生毛；药帽白色，长卵状三角形，顶端近锐尖并且2裂。花期3～6月（图8-1、图8-2）。

[生境与分布]　生于山地半阴湿的岩石上。产于安徽西南部大别山区，浙江东部福建西部，广西西北部，四川，云南东南部。

[性状]　鲜品：茎细长圆柱形，长15～25 cm或更长，粗0.4～0.6 cm。外表淡灰绿色。上部常可见残存的花序梗。叶有时可见，叶鞘膜质，鞘顶部边缘平截，通常低于上一环节，以致裸露一段环形、色略深的茎部，有时叶鞘顶部边缘可超出上一

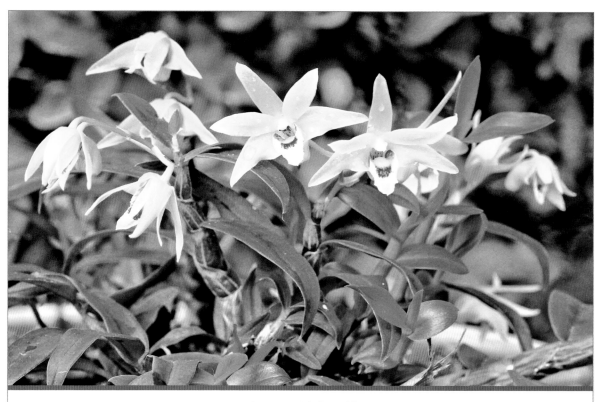

图8-2　铁皮石斛

茎节。质地柔韧或略坚脆，易折断，断面绿色，呈细颗粒黏质状物。较新鲜品外包被灰白色叶鞘仅可见叶鞘维管束，茎上棱条不明显，随着失水、干燥，可现不规则或不连续的皱缩与皱纹。无嗅，嚼之味淡，久后具强黏滞感（图8-3）。

干品：铁皮枫斗呈弹簧状，环绕紧密或稍松，有的较饱满，具3～6旋环，长0.8～1.5（～2）cm，直径0.6～1.5 cm；茎直径0.2～0.8 cm。表面暗黄绿色或金黄绿色，有细纵皱纹，节明显，节上可见残留须根。另一端为茎尖（凤尾），形成"龙头凤尾"，有的两端为根头或茎尖，另一端为斜形或平截形切面，有的两端均为切面。质坚实，略韧，不易折断，断面不平坦，呈角质样。气微，味淡，嚼之初有黏滑感，久之有浓厚黏滞感，无渣或渣少（图8-4）。

[性味归经]　本品味甘，微寒。归胃、肾经。

[功效主治]　益胃生津，滋阴除热，明目。用于热病伤津或胃阴虚口渴舌干；阴虚内热，低热烦渴；肝肾虚亏，视力减退。

[用量用法]　煎服，6～15 g，鲜品15～30 g。

[贮藏]　干品置通风干燥处。鲜品置阴凉潮湿处，防冻。

[附注]　全国各地铁皮枫斗均为螺旋状，唯有霍山铁皮枫斗加工成弹簧状。

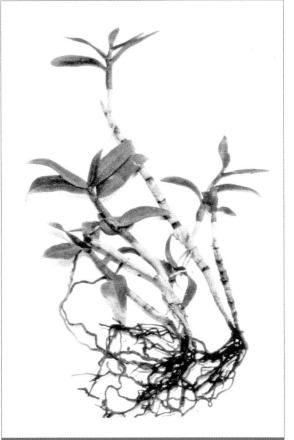

图8-3　铁皮石斛（鲜药材）

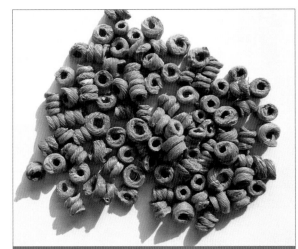

图8-4　霍山铁皮枫斗

养生保健及常用配方

1. 枫斗养生饮：枫斗10 g，西洋参10 g。煎剂或打粉，早晚服用。可增强免疫力，用于肿瘤辅助治疗。

2. 枫斗饮：枫斗10 g，久煎，汤代茶饮。治各种阴虚津亏证，胃阴不足，脘痛干呕，虚热不退等。

3. 枫斗冲剂：枫斗打粉。每日3次，每次3 g。冲服，疗效同上。

4. 枫斗百合汤：枫斗9 g，百合15 g，水煎，枫斗先煎2小时，早晚服用。治阴虚干咳。

5. 枫斗麦冬饮：枫斗9 g，麦冬9 g，生地黄12 g，玄参12 g。煎煮，早晚服用。治津少口干，便秘。

6. 枫斗川贝饮：枫斗3 g，川贝粉3 g，冰糖适量。水煎，睡前服用。治肺热干咳，痰稠发黄。

7. 枫斗粳粥：枫斗10 g，粳米50 g。枫斗先煮2小时，后入米成粥，早晚服用。治虚热不退，津亏口渴，胃虚隐痛，舌光苔少。

8. 枫斗洋参饮：枫斗10 g，西洋参5 g，麦冬10 g，生地10 g。水煎，早晚服用。治秋燥伤津。

9. 枫斗养生玉菊饮：枫斗12 g，玉蝴蝶9 g，菊花9 g。水煎，早晚服用。能护嗓，养颜，润喉清音。

10. 枫斗洋参虫草饮：枫斗3 g，西洋参3 g，冬虫夏草3 g。打粉吞服。可增强免疫力，用于肿瘤辅助治疗。

11. 枫斗灵芝饮：枫斗3 g，灵芝3 g。打粉或水煎，早晚服用。可增强免疫力，用于肿瘤辅助治疗。

12. 枫斗决明饮：枫斗12 g，决明子9 g，石决明15 g，杜仲12 g。打粉或煎服，早晚服用。治肝火上亢，血压偏高。

13. 枫斗双冬饮：枫斗9 g，麦冬12 g，天冬12 g。水煎，早晚服用。治消渴证之阴亏津伤，为糖尿病辅助治疗。

14. 枫斗密蒙饮：枫斗12 g，密蒙花9 g，决明子9 g。水煎，早晚服用。可辅助治疗白内障。加淫羊藿3 g，治视物不清。

15. 枫斗牛膝木瓜饮：枫斗15 g，怀牛膝15 g，木瓜15 g。水煎，早晚服用。治胃虚精亏所致的腰膝酸痛。

16. 枫斗酒：枫斗25 g，牛膝25 g，番红花3 g，冬虫夏草3 g，五加皮15 g，杜仲15 g，天麻15 g，丹参12 g，川芎12 g，羌活12 g，山茱萸12 g，枸杞子12 g，菊花12 g，薏苡仁12 g，白酒1 000 ml。将上药打粉，装入布袋浸酒，一周后取酒饮。每晚20 ml。治肝肾阴虚，腰膝酸软，体倦乏力，头晕目眩。

铁皮石斛

黄精

黄精始载于《名医别录》。《雷公炮炙论》云:"叶似竹叶。"《本草经集注》云:"今处处有。二月始生,一枝多叶,叶状似竹而短,根似葳蕤。葳蕤根如荻根及昌(菖)蒲,概节而平直;黄精根如鬼臼、黄连,大节而不平,虽燥,并柔软有脂润。"葳蕤,即玉竹。古代所用黄精来源不止一种,但主要为百合科黄精属植物,这与目前药用黄精原植物相符。有补脾润肺,益气养阴功能。其化学成分为3种多糖成分,即黄精多糖甲、乙、丙和3种低聚糖。

本草经集注云:「今处处有。二月始生,一枝多叶,叶状似竹而短,根似葳蕤。葳蕤根如荻根及昌(菖)蒲,概节而平直;黄精根如鬼臼、黄连,大节而不平,虽燥,并柔软有脂润。」

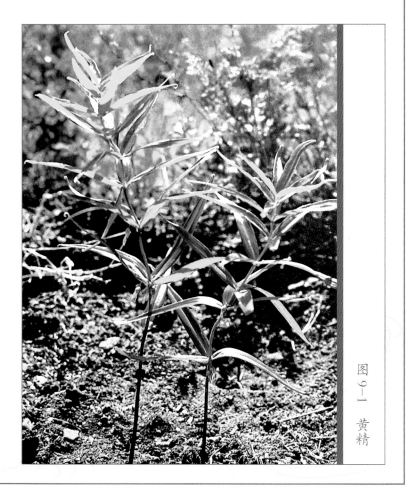

图 9-1 黄精

[别名]　老虎姜。

[来源]　为百合科植物黄精 *Polygonatum sibiricum* Delar.ex Red. 或多花黄精 *Polygonatum cyrtonema* Hua 的干燥根茎。

[形态]　①黄精：多年生粗壮草本。根茎肥厚横走，呈圆柱状。茎直立单一。叶无柄；4～5片轮生，线形，无端尖而卷曲。花序腋生，具花2～6朵，花被筒状，长9～12 cm，乳白色至淡黄色。浆果球形，近熟时橙红色或黑色（图9-1）。②多花黄精：叶为互生，叶片椭圆形或长圆状椭圆形。花被长15～35 mm，花丝先端膨大呈囊状或矩状，多具乳头状突起。浆果熟后黄绿色（图9-2）。

[生境分布]　生于山坡阴湿山林中，分布于长江以北各地区，霍山县盛产多花黄精。

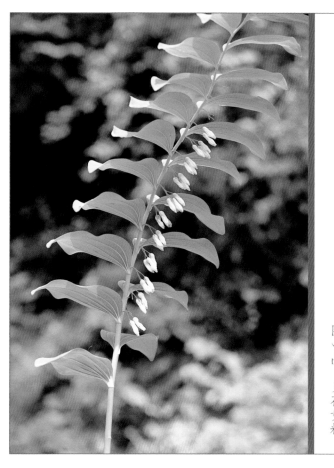

图9-2　多花黄精

[性状]　呈肥厚肉质的结节块状，结节长可达10 cm以上，宽3～6 cm，厚2～3 cm。表面淡黄色至黄棕色，具环节，有皱纹及须根痕，结节呈圆盘状，圆周凹入，中部凸出，质硬而韧。断面角质，淡黄色至黄棕色（图9-3）。饮片：制黄精呈不规则形，直径5～15 mm。全体乌黑色，滋润，外表皮具纵皱纹，或具横环节，须根痕，茎痕。质软，有焦糖气，味甜（图9-4）。

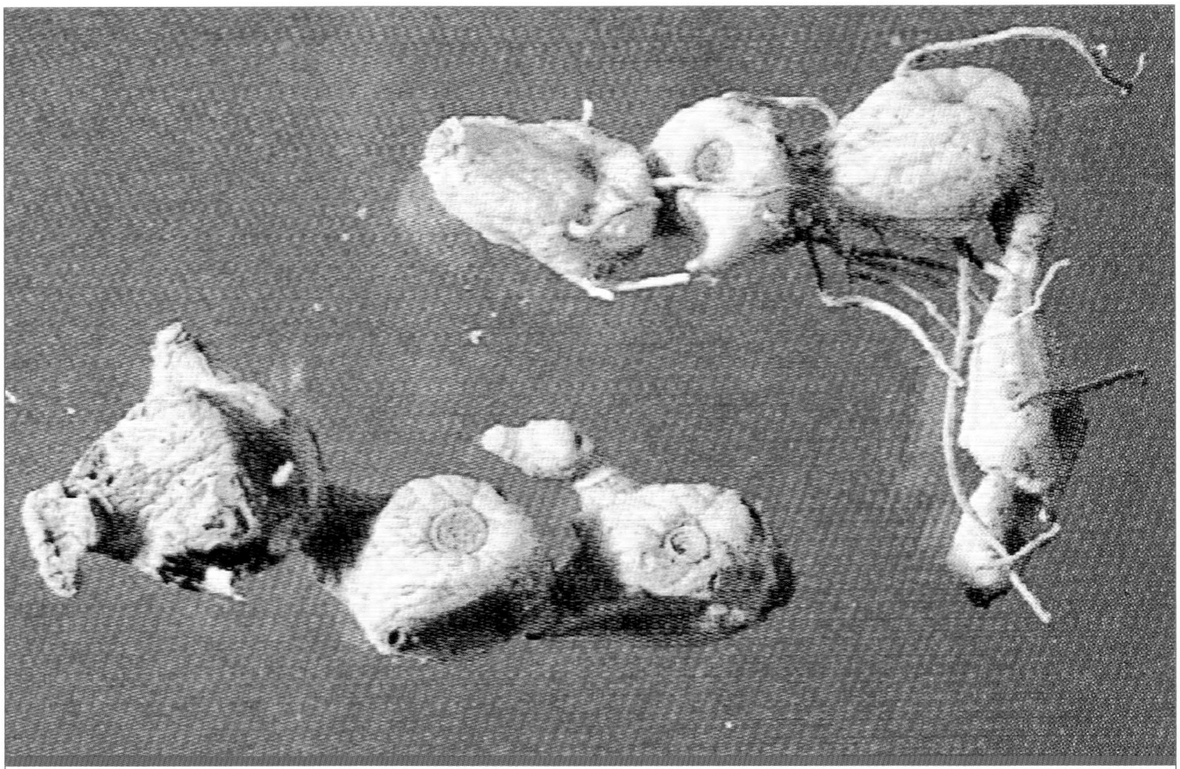

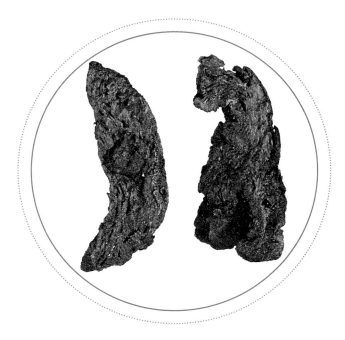

图 9-3　黄精

[性味归经]　本品味甘，平。
归脾、肺、肾经。

[功效主治]　润肺滋肾，补脾
益气。用于肺虚燥咳，劳嗽久咳，
肾虚精亏，头晕腰酸，须发早白；
脾虚倦怠，食欲不振，或脾胃阴虚，
口干便艰，消渴证。

[用量用法]　煎服，10～20 g。

[贮藏]　防湿、防蛀。

图 9-4　制黄精（饮片）

1. 黄精煎：黄精30 g，冰糖50 g。将黄精洗净，用冷水发泡，加入冰糖，用小火煎煮1小时。每日2次服用，吃黄精喝汤。滋阴润心肺，用于肺虚咳嗽，肺结核或支气管扩张，低热咳血证。

2. 蜜饯黄精：干黄精100 g，蜂蜜200 g。干黄精洗净放在不锈钢锅内，加水浸泡透发，再以小火煮至熟烂，液干，加入蜂蜜煮沸，调匀即成。待冷，装瓶备用，随时服用。用于病后体虚。

3. 黄精珍珠母粥：黄精15 g，珍珠母15 g，菊花5 g，粳米100 g，红糖适量。先将前3味药加入适量水，按常法煎煮取汁，再入粳米中加水同煮为粥，待粥将熟时加入红糖调味即可，早晚服用。用于明目安神。

4. 黄精润肺酒：黄精100 g，白酒500 ml。将黄精切片，装入药袋，和白酒一同置于洁净容器中，密封，浸泡。每日摇匀1次，15日后即可过滤去渣取液饮用。口服，每日早、晚各1次，每次10～20 ml。用于脾胃虚弱之纳呆，体倦乏力，肺阴虚之肺燥咳嗽，干咳无痰，肺痨等。

5. 黄精抗衰酒：黄精、白术（炒）各200 g，枸杞子、天冬各250 g，松针300 g，白酒3 000 ml。将上述诸药粉碎，和白酒一同置于洁净容器中，密封，浸泡。置于阴凉干燥处，每日振摇数次，15日后即可过滤去渣取液饮用。口服，每日早、晚各1次，每次15～20 ml。用于肾精亏虚所致的形体消瘦，倦怠乏力，面色萎黄，食欲缺乏，心悸失眠，目暗昏花，视物模糊，早衰白发等。

6. 黄精参芪茶：黄精、党参、山药、黄芪各15 g。文火煎煮20分钟，再用武火煎沸，取汁去渣，分2～3次饮用。每日2～3次。用于病后脾肺两虚，体倦食少，气短懒言，大便溏薄或食不消化。

7. 黄精罗布麻茶：黄精9 g，罗布麻4.5 g。将上述2味药按比例加大药量研成粗末，每次15～20 g，纱布包，放保温瓶中冲入沸水适量，加盖焖10～20分钟后，代茶饮。用于高血压，神经衰弱，见头晕失眠者。

8. 黄精玉米须茶：黄精15 g，玉米须50 g。上述药以清水适量煎汤，代茶频饮。用于糖尿病，肾炎水肿，尿少，高血压病等。

玉竹

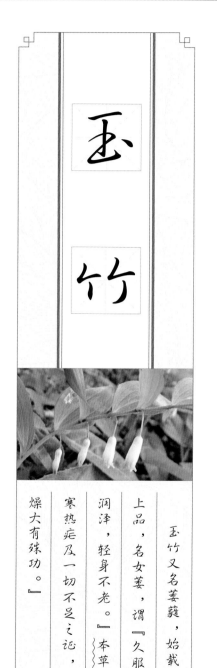

玉竹又名萎蕤，始载于神农本草经，列为上品，名女萎，谓「久服去面黑䵟，好颜色、润泽，轻身不老。」本草纲目称其「用治虚痨寒热疟及一切不足之证，用代参、芪，不寒不燥大有殊功。」

玉竹又名萎蕤，始载于《神农本草经》，列为上品，名女萎，谓"久服去面黑䵟，好颜色、润泽，轻身不老。"《本草纲目》称其"用治虚痨寒热疟及一切不足之证，用代参、芪，不寒不燥，大有殊功。"《本草经集注》云："一名荧，一名地节，一名玉竹……今处处有，其根似黄精而小异。"《本草图经》曰："叶狭而长，表白里青，亦类黄精，茎秆强直，似竹箭秆，有节，根黄多须。"历来应用其养阴润燥，生津止渴。主要含有黏多糖——玉竹黏多糖。

[别名] 玉参、萎蕤、尾参、甜草根、靠山竹。

[来源] 为百合科植物玉竹 *Polygonatum odoratum* (Mill.) Druce 的干燥根茎。

[形态] 多年生草本。根茎圆柱形，横走，肉质，黄白色，有结节，茎直立。叶互生，椭圆形至卵状矩圆形，长 5～12 cm，顶端尖。花序腋生，具花 1 至数朵，总花梗长 1～1.5 cm 花被白色或顶端黄绿色，合生成筒状，全长 15～20 mm，裂片 6，长

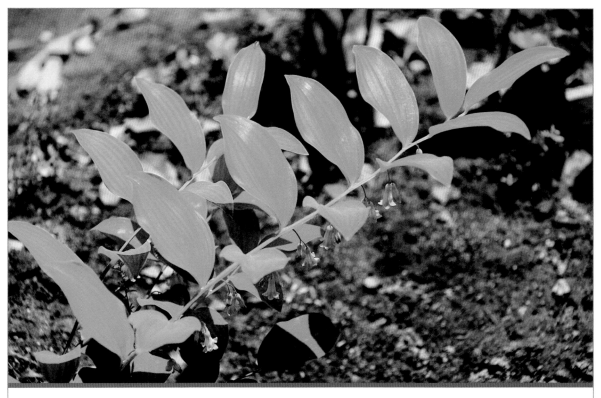

图 10-1 玉竹

约 3 mm，雄蕊 6，花柱长 10 ～ 14 mm。浆果直径 7 ～ 10 mm，呈蓝黑色（图 10-1）。

[生境分布] 生于山野阴湿处，林下及灌木丛中，分布于安徽、河南、湖北等地。

[性状] 呈长柱形。略扁，少有分枝，长 4 ～ 18 cm，直径 0.3 ～ 1.6 cm。表面黄白色或淡黄棕色，半透明，具纵皱纹及隆起环节，有白色圆点状须根痕，质硬而脆，易折断，断面角质样（图 10-2）。饮片：呈类圆形或不规则形切片，直径 5 ～ 10 mm。外表皮淡黄色，具纵皱纹，切面黄白色，角质样，半透明，有多数小筋脉点。质坚韧。气微，味微甜，嚼之有黏性（图 10-3）。

[性味归经] 本品味甘，微寒。归肺、胃经。

[功效主治] 滋阴润肺，益胃生津。用于肺阴虚或肺燥咳嗽，干咳痰少，阴虚感冒，发热咽干；热病津伤口渴，或消渴。

[用量用法] 煎服，10 ～ 15 g。

[贮藏] 防湿、防蛀。

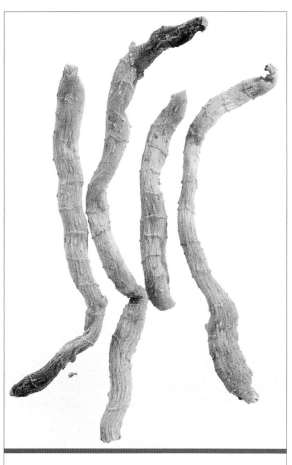

图 10-2　玉竹

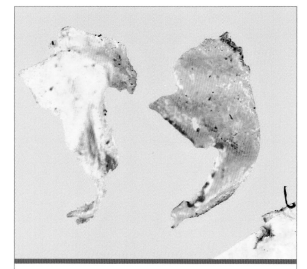

图 10-3　玉竹（饮片）

养生保健及常用配方

1. 玉竹汤：玉竹30 g，桑寄生30 g，鹿含草15 g，白术15 g，茯苓15 g，怀牛膝15 g，白芍15 g，炙甘草9 g。将上述诸药加适量水煎。口服，每日1剂，每日2次。疏痹散寒，用于肩周炎。

2. 菊花玉竹饮：玉竹30 g，菊花、白僵蚕、蚕蛹各15 g，薄荷12 g。轻者当茶泡饮，重者将上述诸药加适量水煎。口服，每日1剂，每日2次。疏肝解郁，用于蝴蝶斑。

3. 玉竹封髓丹：玉竹9 g，天冬9 g，干地黄9 g，黄柏（盐水炒）4.5 g，砂仁3 g，炙甘草3 g，蜂蜜10 g。将上述诸药加适量水煎。口服，每日1剂，每日2

次。益阴增液，用于口腔溃疡。

4. 玉竹长寿酒：玉竹、白芍各30 g，当归、何首乌（制）、党参各20 g，白酒1 000 ml。将上述诸药共研为粗粉，装入药袋，和白酒一同置于洁净容器中，密封，浸泡。7日后取出药袋，压榨取液，并将药液与药酒混合，静置后过滤，即得。口服，每日2次，每次10～20 ml。用于气阴不足，身倦乏力，食欲缺乏，血脂过高者。

5. 玉竹养心粥：玉竹15 g，龙眼肉15 g，炒酸枣仁15 g，茯苓9 g，粳米100 g，冰糖适量。玉竹、龙眼肉、酸枣仁洗净，与茯苓一起加水煎取浓汁，去渣。粳米淘净后加入浓汁，加适量水，煮为稀粥，加入少许冰糖，再煮沸片刻，早晚服用。用于慢性心衰，风湿性心脏病，冠心病，肺源性心脏病等引起的心力衰竭。

6. 玉竹粥：玉竹15～20 g，粳米100 g，冰糖适量。取玉竹洗净，加水煎汁去渣，取玉竹汁与粳米共煮为粥，待粥将熟，加冰糖适量，再煮一两沸即可服食，早晚服用。用于肺胃阴伤，口渴咳嗽，干咳少痰或无痰，高热病后烦渴，口干舌燥等症。

7. 玉竹麦冬茶：玉竹、麦冬、百合、石斛各15 g。上述诸药用量比例7倍量，研成粗末；每次用60 g，放入保温瓶中，冲入半瓶沸水，旋紧瓶塞，10～20分钟后，代茶随意饮用。润肺清心，养阴生津，可改善心肌炎及末梢神经麻痹的症状。

8. 玉竹茶：玉竹、秦艽、当归各9 g，甘草3 g。上述诸药用量比例10倍量，研成粗末；每次用30～40 g，放入保温瓶中，冲入半瓶沸水，旋紧瓶塞，10～20分钟后即可饮用。用于风湿性心脏病。

9. 玉竹白梨糖茶：玉竹5 g，白梨1个（去核），白糖2匙。上药切碎，纳入保温杯中，冲入沸水适量，加盖焖约20分钟，冲白糖，频频饮用，于1日内饮完。用于小儿肺有虚热，咳嗽咽干，气短而哮喘。

玉竹

苍术

苍术始载于《神农本草经》，名"术"，列为上品。《本草经集注》曰："术乃有两种，白术叶大有毛而作桠，根甜而少膏，可作丸散用；赤术叶细无桠，根小苦而多膏，可作煎用。"《本草纲目》曰："苍术，山蓟也。处处山中有之，苗高二、三尺，其叶抱茎而生，梢间叶似棠梨叶，其脚下叶有三、五叉，皆有锯齿小刺。根如老姜之状，苍黑色，肉白有油膏。"有健脾燥湿，祛风辟秽功能。化学成分为苍术素、苍术醇、苍术酮等。

本草纲目曰："苍术，山蓟也。处处山中有之，苗高二、三尺，其叶抱茎而生，梢间叶似棠梨叶，其脚下叶有三、五叉，皆有锯齿小刺。根如老姜之状，苍黑色，肉白有油膏。"

[别名] 赤术、茅术、枪头菜。

[来源] 为菊科植物茅苍术 *Atractylodes lancea* （Thunb.）DC. 的干燥根茎。

[形态] 多年生草本，高 30～70 cm。根秆粗，结节状，棕褐色，有香气。茎直立，通常不分枝，有纵棱。叶互生，革质，有柄或无柄，常在花期前凋落，中部叶椭圆状披针形，完整或 3～7 羽状浅裂，边缘有刺状锯齿。头状花序顶生，两性花与单性花多异株，花全为管状，白色或稍带紫色，两性花具

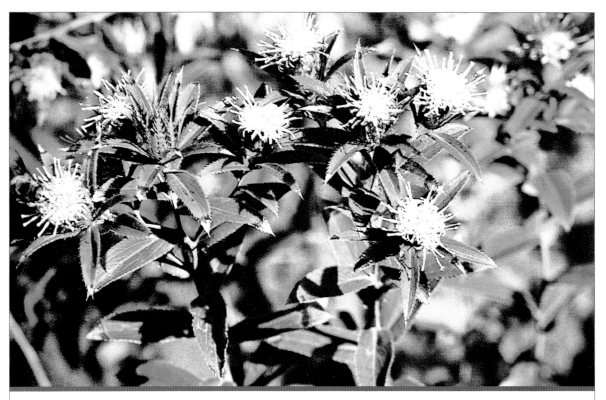

图 11-1 苍术

羽状长冠毛。蒴果长圆形，被棕黄色柔毛（图 11-1）。

[生境分布] 生于山坡较干燥处或草丛中，分布于安徽、江苏、浙江等地。

[性状] 呈不规则连珠状或结节状圆柱形，略弯曲，偶有分枝，长 3 ～ 10 cm，直径 1 ～ 2 cm。表面灰棕色，有皱纹，横曲纹及残留须根，顶端具茎痕或残留茎基。断面黄白色或灰白色。散有多数橙黄色或棕红色油室（图 11-2）。饮片：呈类圆形或不规则形切片，直径 10 ～ 20 mm。

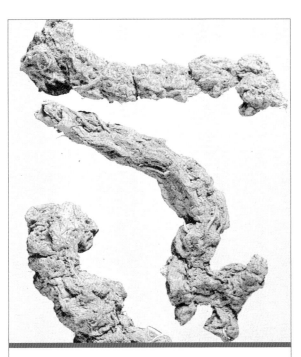

图 11-2 苍术

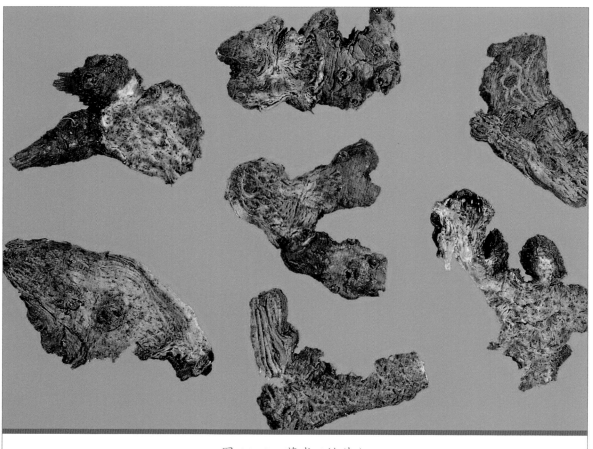

图 11-3　苍术（饮片）

表皮棕色或黑棕色，粗糙，常残留须根。切面黄白色或黄棕色，散众多棕红色油点。质较松，气香浓郁，味甘、微辛（图 11-3）。

［**性味归经**］　本品味辛、苦，温。归脾、胃经。

［**功效主治**］　燥湿健脾，祛风除湿，明目。用于湿阻中焦，不思饮食，口黏乏味，胸脘痞满，肢体倦怠，恶心呕吐；风寒湿痹，脚膝肿痛，痿软无力。外感风寒兼湿之表证；夜盲和眼目昏涩。

［**用量用法**］　煎服，5～10 g。燥湿健脾宜制用，治夜盲症宜生用。

［**贮藏**］　置阴凉干燥处。

1. 苍术泽泻汤：苍术25～30 g，黄芪、党参、茯苓各20 g，葛根15～20 g，黄连6 g，泽泻15 g。将上述诸药加适量水煎。口服，每日1剂，每日2次。健脾化湿，用于糖尿病。

2. 苍术白术汤：苍术9 g，白术、橘核、乌药、桃仁、桂枝、法半夏各15 g，陈皮6 g，生牡蛎、珍珠母、云茯苓各20 g，黄芪30 g。将上述诸药加适量水煎。口服，每日1剂，每日2次，3个月为1个疗程。清热燥湿，用于痰湿结聚型子宫肌瘤。

3. 苍术茯苓汤：苍术、炒鸡内金、莪术各6 g，山楂、神曲、党参各10 g，麦芽15 g，茯苓12 g，陈皮8 g。将上述诸药加适量水煎。口服，每日1剂，每日2次，6天为1个疗程。运脾开胃，用于小儿厌食。

4. 苍术当归茶：苍术20 g，当归15 g，威灵仙5 g。将上述药按比例加大药量研成粗末，用纱布袋包，每包重20 g，每次取1包放保温瓶中，冲入沸水适量，加盖焖120分钟后，频频代茶饮。每日1～2包。健脾利湿，养血润肤，用于鱼鳞病，周身皮肤干燥粗糙。

5. 苍术贯众茶：苍术、贯众各15～20 g。将上述2味药共研细末，布包沸水冲泡，代茶频饮，1日饮完。用于感冒流行季节感受邪毒，头痛，鼻塞，周身沉重不适；流行性感冒及上呼吸道传染病流行时，亦可用作预防。

6. 苍术山药粥：苍术6 g，山药10 g，粳米15 g。苍术水煎取汁，山药打碎浸泡，与粳米同煮为糜粥，兑入药汁调匀服食。每日1剂，7日为1个疗程。用于脾虚型小儿佝偻病。

7. 苍术黄柏糊：苍术、黄柏各12 g，土槿皮、百部、白鲜皮、紫草、雄黄、狼毒各10 g，鸦胆子、生马钱子各5 g。各药混合后共同研成细末，加凡士林调成糊状备用。取适量涂敷局部患处，每日1次，连用7天。用于尖锐湿疣及寻常疣。

8. 藿香苍术液：藿香（鲜品尤佳）15 g，苍术10 g。加水煎取药液500 ml后，再放入冰片1 g溶化。每天含漱3～4次，至痊愈为止。用于降浊解毒，口臭。

9. 防感冒香囊：苍术、藿香、川木香、黄芪各5 g。研末，装布袋佩胸部。防反复感冒。

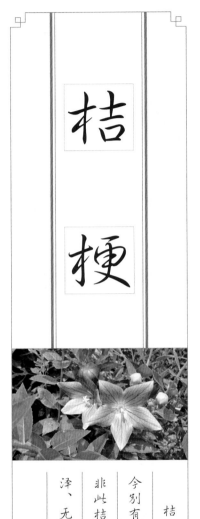

桔梗

桔梗治蛊毒甚验，世方用此，乃名荠苨。

今别有荠苨，能解药毒，所谓乱人参者便是，

非此桔梗，而叶甚相似，但荠苨叶下光明、滑

泽、无毛为异，叶生又不如人参相对者尔。

桔梗始载于《神农本草经》，列为下品。《本草经集注》云："叶名隐忍，二、三月生，可煮食之。桔梗治蛊毒甚验，世方用此，乃名荠苨。今别有荠苨，能解药毒，所谓乱人参者便是，非此桔梗，而叶甚相似，但荠苨叶下光明、滑泽、无毛为异，叶生又不如人参相对者尔。"《本草纲目》将桔梗与荠苨分为两条，认为两者性味功效皆不同。《植物名实图考》曰："桔梗处处有之，三四叶攒生一处，花未开时如僧帽，开时有尖瓣，不钝，似牵牛花。"本品有宣肺祛痰，利咽排脓的作用。桔梗含有多种皂苷，水解后有桔梗皂苷元。

［别名］ 包袱花、道拉基、铃铛花。

［来源］ 为桔梗科植物桔梗 *Platycodon grandiflorum* (Jacq.)A.DC. 的干燥根。

［形态］ 多年生草本，有白色乳汁。根为长圆锥形，皮黄褐色。茎直立无毛。叶3～4枚轮生、对生或互生，叶片卵形至披针形，下面被白粉。花1至数朵，生于茎或分枝顶端；花冠蓝紫色，宽钟状。蒴果倒卵圆形，熟时顶部5瓣裂（图12-1）。

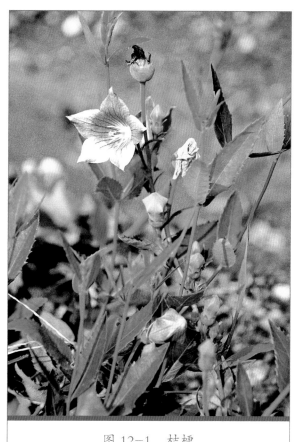

图 12-1　桔梗

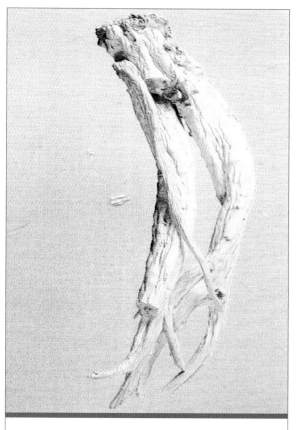

图 12-2　桔梗

[生境分布]　生于山坡，草丛中或沟旁，我国南北各地均产。

[性状]　呈圆柱形或略呈纺锤形，下部渐细，有的有分枝，略扭曲，长7～20 cm，直径0.7～2 cm。表面淡黄白色，具扭皱纵沟及皮孔样斑痕。上部有横纹，其上有数个半月形茎痕。断面不平坦，皮部类白色，有裂隙，木部浅黄白色（图12-2）。饮片：呈类圆形或不规则切片，直径5～15 mm。外表面黄白色，具沟纹、北面有环纹，皮部类白色，木部黄白色，并有裂隙。质硬。气微，味微甜而后苦（图12-3）。

[性味归经]　本品味苦、辛，平，归肺经。

[功效主治]　宣肺祛痰，利咽开音，排脓。用于肺气不宣，咳嗽痰多，胸闷不畅；咽喉肿痛，失音；肺痈咳吐脓痰。

[用量用法]　煎服，3～10 g。

[贮藏]　防潮、防蛀。

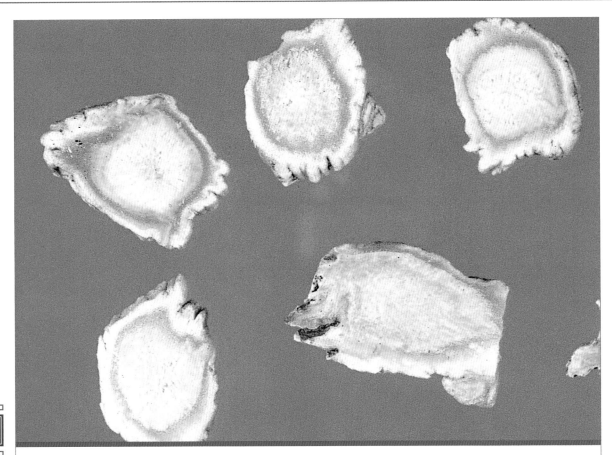

图 12-3　桔梗（饮片）

养生保健及常用配方

1. 桔梗饮：桔梗、炙甘草、炙黄芪、人参、麦冬各3 g，青皮1 g。上药共置保温瓶中，用沸水冲泡，加盖焖20～30分钟后，分次饮用。益气平喘，止咳化痰，用于喘嗽痰多，劳倦等。

2. 桔梗止咳汤：桔梗、紫菀各10 g，桑白皮15 g，百部、款冬花、栝楼皮各12 g，甘草6 g。将上述诸药加适量水煎，口服，每日1剂。清理肺气，化痰止咳，用于急性支气管炎，支气管炎。

3. 川贝桔梗酒：川贝母30 g，桔梗15 g，香橼100 g，米酒500 ml。上述3味药物加工捣碎，用细纱布袋盛，扎进袋口，放入净坛中，加入米酒，盖紧密封，置阴凉干燥处，隔日摇动1次，14日后开封，去掉药袋，过滤后贮藏入干净的瓶中即可。每日晨、午、晚各1次，每次空腹饮服15～20 ml。止咳化痰，用于经久咳嗽，有痰者。

4. 麻黄桔梗酒：麻黄（去节）20 g，桔梗7 g，黄酒350 ml。将前2味切碎，置于砂锅中，加入黄酒，用文火煎至170 ml，候温。过滤去渣取液，即成。口服，徐徐温服，令出汗为度。每晚20 ml。发汗宣肺，利水，用于小便不利，头面浮肿等。

5. 桔梗茶：桔梗5 g，甘草5 g。将两味药放入杯碗中，以开水浸泡，再焖10分钟，即可代茶饮用。用于治疗慢性支气管炎。

6. 桔梗煎：桔梗60 g，水3 000 ml。水煎至1 000 ml，早中晚分3次服用。用于喉痹。

7. 桔木饮：桔梗、木蝴蝶、甘草各6 g。水煎，早晚服用。用于声音沙哑。

8. 桔贝汤：桔梗、贝母各9 g，鱼腥草、生薏苡仁、冬瓜仁、白茅根各30 g，忍冬藤15 g，生甘草3 g，水煎，早晚服用。用于治肺痈。

9. 桔甘汤：桔梗、甘草各3 g，浙贝母10 g，白前、杏仁、款冬花各12 g，石菖蒲、姜半夏各适量。水煎，分两次温服，每日1剂。用于咳嗽兼痰湿重症。

10. 瘀血散：桔梗研成细末，每服少许，米汤送下。用于跌打损伤之瘀血。

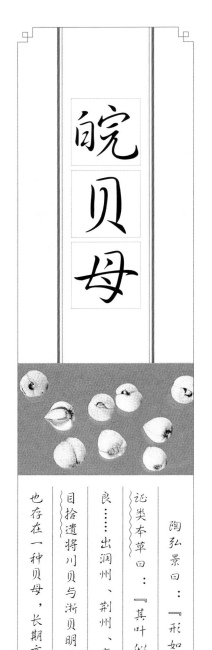

皖贝母

陶弘景曰：「形如贝子，故名贝母。」

《证类本草曰：「其叶似大蒜，四月熟时采之良……出润州、荆州、襄州者最佳。」《本草纲目拾遗》将川贝与浙贝明确分开，但安徽大别山也存在一种贝母，长期亦作贝母使用。

贝母始载于《神农本草经》，列为中品。陶弘景曰："形似贝子，故名贝母。"《证类本草》曰："其叶似大蒜，四月蒜熟时采之良……出润州、荆州、襄州者最佳。"《本草纲目拾遗》将川贝与浙贝明确分开，安徽大别山区也出产一种贝母，长期亦作贝母使用。于20世纪80年代以皖西霍山、金寨、舒城三县所取样本分析才正式命名为安徽贝母，又称皖贝母，药效与川贝母、浙贝母相当，有开郁散结，清热化痰，止咳镇喘等功效，对循环系统、呼吸系统和中枢神经系统均有疗效。含有甾醇类生物碱、贝母碱等。

[别名] 皖贝。

[来源] 为百合科植物安徽贝母 *Fritillaria anhuiensis* S.C.Chen et S.P.Yin 的鳞茎。

[形态] 多年生草本，高 10～50 cm，鳞茎卵球形，直径 2～3 cm，由多数鳞片组成，鳞叶通常 6～9～12 枚，肉质，狭卵形。叶 6～8 枚或 12 枚；叶先端不卷曲。花单生，暗紫色，而白斑点；苞片 2～4 枚，花被片几乎等大。蒴果具翅。花期 5～8 月（图

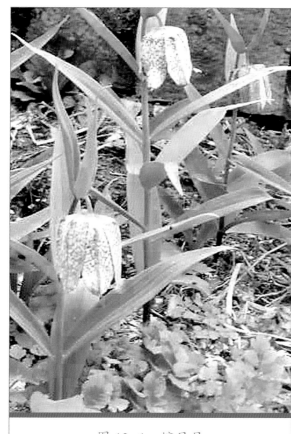

图 13-1　皖贝母

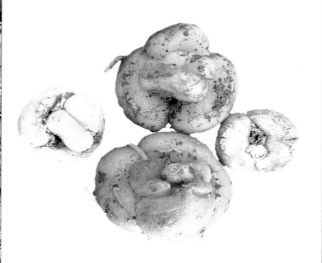

图 13-2　皖贝母

13-1）。

[生境分布]　生于山坡，林下或草丛中。分布安徽霍山、金寨、舒城等地，现有栽培。

[性状]　本品呈扁球形，类圆形或心形，高 0.8 ～ 1.8 cm，直径 0.6 ～ 2.0 cm，表面类白色或黄色。外层鳞片 2 瓣，大小悬殊，顶端闭合，内有鳞叶 2 至数枚，基部偏斜，商品多为单瓣鳞片，呈扁圆形，卵圆或披针形，顶端钝或微尖，外面略呈半圆形隆起，内面凹入，基部多为心形。质硬而脆，断面白色，富粉性，气微，味苦（图 13-2）。

[性味归经]　本品味甘、苦，寒。归肺经。

[功效主治]　清热化痰，止咳。用于痰热咳嗽，急、慢性支气管炎。

[用量用法]　3 ～ 9 g，水煎服或 1.5 g 研粉服。

[贮藏]　置通风处干燥，防蛀。

1. 贝母粉：贝母10 g，研粉，每日3次，每次1～2 g。清热润肺，化痰止咳。

2. 贝母梨饮：贝母3 g，梨1只，去核，将贝母粉放入梨中，蒸熟吃梨喝汤，每晚服。用于止咳化痰。

3. 贝母散：贝母7 g，桔梗5 g，甘草5 g，紫菀5 g，杏仁2～5 g。研粉，每次冲服3 g，每日2次。治暴咳，急喘等。

4. 贝母丸：贝母30 g，甘草3 g，杏仁30 g。研末，炼蜜为丸，如弹子大小，每日分3次含化咽津。治肺热咳嗽，喉咙干燥。

千层塔

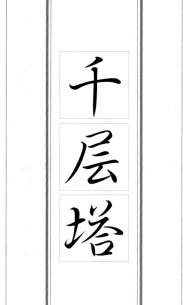

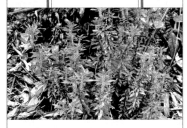

千层塔始载于《植物名实图考》十六卷石草篇："千层塔生山石间，蔓生绿茎，小叶攒生，四面如刺，间有长叶及梢头叶，俱如初生柳叶，可煎洗肿毒，跌打及鼻孔作痒。"千层塔是江南一带民间广为流传的草药，主要用于跌打损伤，劳伤吐血，尿血，痔疮下血，水湿膨胀等，这与《植物名实图考》一书记载一致。近代研究，千层塔（蛇足石杉）含有的石杉碱甲是具有高效选择性的中枢乙酰胆碱酯酶抑制剂。能治疗良性记忆障碍，提高患者指向记忆，是改善阿尔茨海默病（老年痴呆）患者和脑器质病变引起的记忆障碍的特效药。

[别名] 蛇足草、蛇足石松、宝塔草。

[来源] 为石松科植物蛇足石杉 *Huperzia serrata* (Thunb.ex Murray)Trev. 的全草。

[形态] 多年生草本，全株暗绿色，高15～40 cm，根须状。枝直立或下部平卧，单一或一至数回二叉分枝，顶端常具生殖芽，落地成新苗，叶纸质，椭圆状披针形，先端锐尖，基部渐窄，边

千层塔始载于植物名实图考为石草之十六篇：『千层塔生山石间，蔓生绿茎，小叶攒生，四面如刺，间有长叶及梢头叶，俱如初生柳叶，可煎洗肿毒，跌打及鼻孔作痒。』

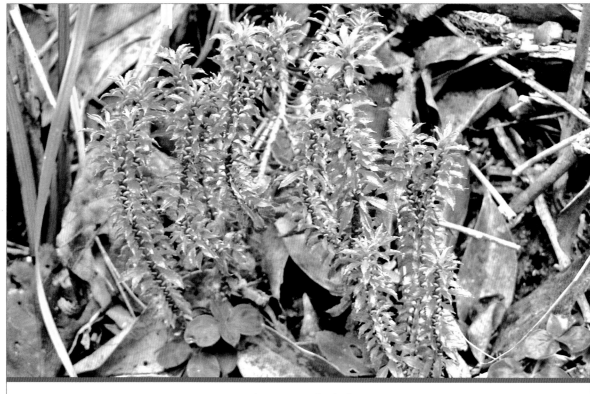

图 14-1　千层塔

缘有不规则的尖锯齿，中脉明显，孢子叶和营养叶同形，绿色。孢子囊肾形，横生叶腋，两端超出叶缘，淡黄色。全株上下均有（图14-1）。

　　[生境分布]　生于林荫下湿地，分布于长江流域，安徽、浙江、福建等地。

　　[性状]　全株黑绿色，根须状，枝直立，单一或数回分枝。叶纸质，椭圆状披针形，边缘有不规则锯齿，孢子叶与营养叶同形（图14-2）。

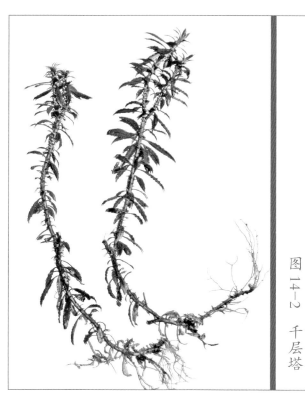

图 14-2　千层塔

［性味归经］ 本品味微苦、辛，性温（有小毒）。归心经。

［功效主治］ 散瘀消肿，解毒止痛。用于跌打损伤，瘀血肿痛，内伤吐血，外用鲜品适量，捣烂敷患处，孕妇禁服。

［用量用法］ 25～50 g，煎服。

［贮藏］ 防霉、虫蛀。

养生保健及常用配方

1. 创口外用膏：千层塔5 000 g煎汁浓缩成膏约250 g，加硼砂2 g熬熔，外用。每日2次，适量。治创口久治不愈。

2. 跌打膏：鲜千层塔和酒糟、红糖捣烂，加热外敷。每日2次，适量。治跌打扭伤肿痛。

3. 肺痈饮：千层塔鲜叶30 g。捣烂绞汁，蜂蜜调服，早晚服用。用于肺痈吐脓血。

4. 咳血饮：千层塔全草30 g。水煎，早晚服用。用于治疗劳伤咳血，胸闷。

5. 解酒末：千层塔研末，于醉酒后吞服2～3 g。用于治疗饮酒中毒。

6. 关节饮：千层塔10 g，清风藤15 g。酒水各半煎服，早晚服用。用于治疗关节肿痛。

7. 安神饮：千层塔、蜘蛛香、蓖麻子根、洋姜各15 g。水煎，早晚服用。用于精神分裂症。

8. 痔血饮：千层塔、观音草、猪殃殃各10 g。水煎，早晚服用。用于痔血。

山茱萸

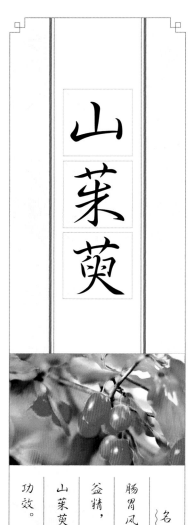

山茱萸始载于《神农本草经》，列为中品。《名医别录》载："山茱萸微温，无毒。主治肠胃风邪，寒热疝瘕……耳聋，温中，下气，出汗，强阴，益精，安五藏（脏），通九窍，止小便利。"《本草新编》载："补阴之药未有不偏胜者也，独山茱萸大补肝肾，性专而不杂，既无寒热之偏，又无阴阳之背，实为诸补阴之冠。"《雷公炮炙论》："凡欲使山茱萸，须去内核……能壮元气，秘精。核能滑精。"

山茱萸为收涩药，具有补益肝肾、涩精止汗的功效。临床上主要用于肝肾虚亏，头晕目眩，耳聋，自汗，腰膝酸软，阳痿，遗精，尿频等。现代药理证明有增强免疫、降血糖、升血压、抗休克、抗炎等作用。含有莫诺苷、番木鳖苷、熊果酸及维生素A样物质等。山茱萸为中医补肾要药。

《名医别录》载："山茱萸微温，无毒。主治肠胃风邪，寒热疝瘕……耳聋，下气，出汗，益精，安五藏（脏），通九窍，止小便利。"

山茱萸为收涩药，具有补益肝肾、涩精止汗的功效。

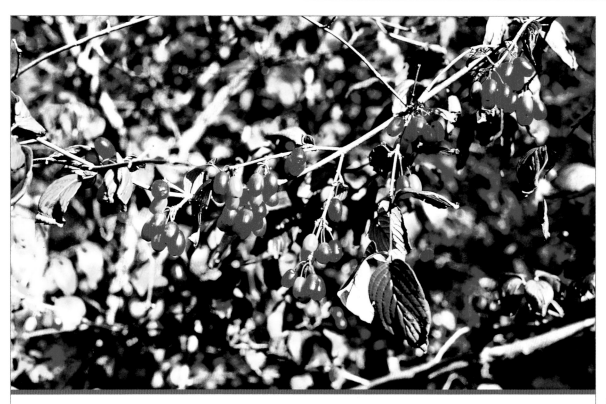

图 15-1　山茱萸

[别名]　萸肉、山萸肉、药枣、枣皮。

[来源]　为山茱萸科植物山茱萸 *Cornus officinalis* Sieb. et Zucc. 干燥成熟的果肉。

[形态]　落叶灌木或小乔木。叶对生，卵形至长椭圆形，全缘，侧脉 5～7 对，弧曲。花先叶开放，20～30 朵簇生于小枝顶端，呈伞形花序状，花萼裂片 4，不明显，花瓣 4，黄色，雄蕊 4，子房下位。核果长椭圆形，熟时深红色（图 15-1）。

[生境分布]　生于山地灌木丛中。分布于安徽、山西、陕西、山东、浙江、河南等地。

[性状]　肉质果皮破裂皱缩，不完整或呈扁筒状，长约 1.5 cm，宽约 0.5 cm。表面紫红色或紫黑色，有光泽，略透明。顶端有的有圆形萼痕，基部有果梗痕，质

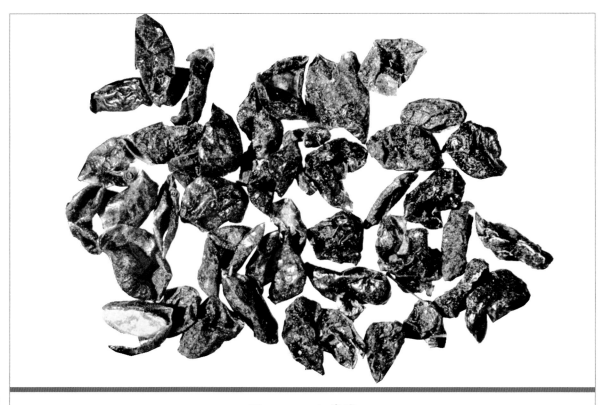

图 15-2　山茱萸

柔软。气微，味酸、涩、微苦（图
15-2）。

制山茱萸　表面紫黑色（图
15-3）。

[性味归经]　本品味酸、
涩，微温。归肝、肾经。

[功效主治]　补益肝肾，
收涩固脱。用于眩晕耳鸣，腰膝
酸痛，阳痿遗精，遗尿尿频，崩
漏带下，大汗虚脱，内热消渴。

[用量用法]　6～12 g。

[贮藏]　置干燥处，防蛀。

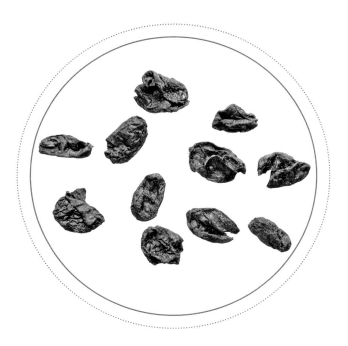

图 15-3　制山茱萸（饮片）

1．山茱萸酒：山茱萸30～50 g，白酒500 ml。泡7日后服用。1次10～20 ml，1日服1～2次。用于肾虚腰痛遗精，体虚多汗。

2．山茱萸茶：山茱萸15 g。水煎，取汁代茶饮。适用于阴虚盗汗，体瘦乏力，夜眠不实，汗出不止。

3．山茱萸胡桃炖猪腰：山萸肉10 g，胡桃肉15 g，猪腰2个。剖猪腰，去白色肾盂部分，洗净装药于肾中，扎紧，煮熟食用。适用于肾虚腰痛，遗精。

4．山茱萸肉止禁汤：山萸肉9 g，五味子5 g，益智仁6 g。水煎，1日1剂，分3次服。适用于老年人尿频，尿失禁。

5．山萸肉壮阳汤：山萸肉、补骨脂、菟丝子、金樱子各12 g，当归9 g。水煎，1日1剂，分3次服。适用于肾虚腰痛，阳痿遗精。

6．山茱萸止汗汤：山萸肉、党参各15 g，五味子9 g。水煎，1日1剂，分3次服。用于自汗。

7．山茱萸肉丹皮汤：山萸肉、牡丹皮、茯苓、覆盆子、肉桂、附片各9 g，熟地、山药各12 g，薏苡仁、甘草各3 g。水煎，1日1剂，分3次服。用于遗尿。

8．山茱萸安神汤：山萸肉、枣仁各10 g，夜交藤30 g。水煎，1日1剂，分3次服。用于虚烦失眠。

9．山茱萸壮骨汤：山萸肉、怀牛膝各30 g，肉桂5 g。水煎，1日1剂，分3次服。用于各种腰痛，腰脚无力。

10．山茱萸肉枸杞汤：山茱萸10 g，枸杞子12 g，牡蛎、浮小麦各30 g。水煎，1日1剂，分3次服。用于治疗自汗、盗汗。

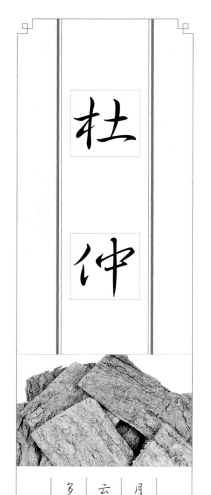

杜仲

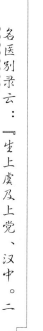

名医别录云："生上虞及上党、汉中。二月、五月、六月、九月采皮。"本草经集注云："今用出建平、宜都者。状如厚朴，折之多白丝为佳。"

　　杜仲始载于《神农本草经》，列为上品。《名医别录》云："生上虞及上党、汉中。二月、五月、六月、九月采皮。"《本草经集注》云："今用出建平、宜都者。状如厚朴，折之多白丝为佳。"《蜀本草》云："生深山大谷，树高数丈，叶似辛夷，折其皮多白丝者好。"《本草图经》："折之内有白丝相连。"根据以上本草所述考证，与现今药用相符。《本草纲目》："昔有杜仲，服此得道，因以名之，思仲、思仙，皆由此义。"有补肝肾，强筋骨，安胎，降压功能。化学成分为杜仲胶，桃叶珊瑚苷。

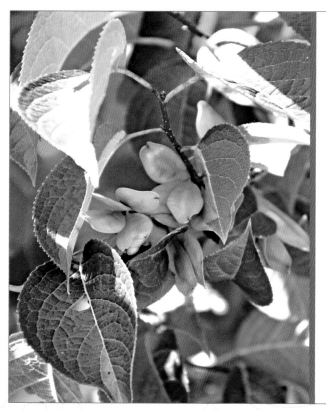

图16—1 杜仲

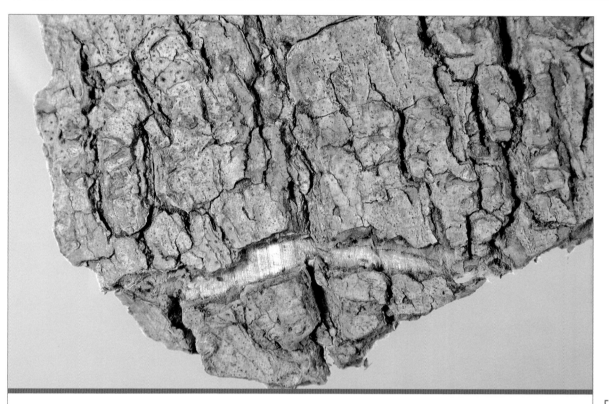

图 16-2　杜仲

[别名]　扯丝皮、黑仲、丝棉皮。

[来源]　为杜仲科植物杜仲 *Eucommia ulmoides* Oliv. 的干燥树皮。

[形态]　落叶乔木，高 10 ～ 20 m。小枝光滑，具片状髓。树皮、枝叶、果皮内含胶质，折断后见有银白色细丝。树皮灰色，小枝具皮孔。叶椭圆状卵形，单叶互生，长 6 ～ 13 cm，宽 3 ～ 7.5 cm。花单性，雌雄异株，无花被，先叶开放或与叶同时开放，生于小枝基部；雄花有雄蕊 6 ～ 10，花药条形，花丝极短；雌花长约8 mm，子房狭长，花柱二叉状。翅果扁而薄，长椭圆形，长约 3.5 cm。种子扁平，线形，长 1.4 ～ 5 cm，宽 3 mm，两端圆形（图 16-1）。

[生境分布]　生于较温暖地区，普遍栽培，偶有野生，主产陕西、浙江、河南、安徽等地，大别山区分布广泛。

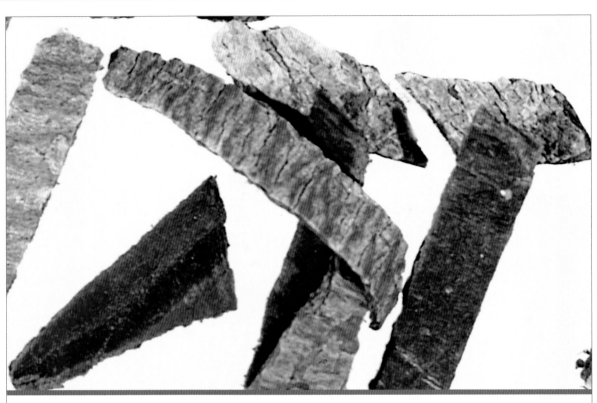

图 16-3　杜仲（饮片）

　　[性状]　呈板片状，大小不一，厚 3 ~ 7 mm。外表面淡棕色或灰褐色，有明显的皱纹或纵裂槽纹，去除粗皮有明显的皮孔，内表面暗紫色，光滑，断面有细密银白色，富有弹性的橡胶丝相连（图 16-2）。饮片：呈长方形块状，长 30 ~ 50 mm，宽 30 mm，外表面棕色或灰褐色，粗糙，有纵裂纹，内表面紫棕色或暗棕色，有细纵纹，切面淡棕色，可见白色丝状物，质硬。折断时有银白色胶丝，可拉至 10 mm。气微，味微涩，微苦（图 16-3）。

　　[性味归经]　本品味甘，温。归肝、肾经。

　　[功效主治]　补肝肾，强筋骨，安胎。用于肝肾虚亏，腰膝酸痛，下肢痿软，肾虚阳痿，尿频，肝肾不足，胎动不安。

　　[用量用法]　10 ~ 15 g。

　　[贮藏]　防霉、防蛀。

1.杜仲寄生茶：杜仲、桑寄生各等份，共研为粗末。每次10 g，沸水浸泡，代茶饮。用于高血压而有肝肾虚弱，耳眩晕，腰膝酸软者。

2.杜仲银耳羹：用适量清水煎杜仲和灵芝，先后煎3次，将所得药汁全部混合，熬至1 000 ml左右；银耳用冷水泡发，去除杂质，蒂头，加清水至小火上熬至微黄色；最后将杜仲灵芝汁和银耳倒在一起，以小火熬至银耳酥烂成胶状，再加入冰糖水，调匀即可，随时服用。可以用来补肝肾，壮腰膝，强筋骨。

3. 虚汗饮：取杜仲、牡蛎等份。为末，卧时和水服10 ml，治病后虚汗，目中流汗。

4.杜仲酒：杜仲50 g，葡萄酒500 ml。浸泡7天后服，每次服15 ml，每日2～3次。用于腰酸背痛。

5.降压饮：①炒杜仲30 g。水煎，取汁，加入白糖适量调服，每日1剂，每日2次。②杜仲、花生壳各20 g，水煎，每日1剂。③杜仲20 g，牡丹皮15 g，黄柏10 g，水煎，每日1剂。用于高血压。

6.风关酒：杜仲、金钱草各100 g，五加皮200 g，大血藤、小血藤各50 g，八角枫10 g，白酒1 500 ml。共浸泡7天后服，每次10 ml，每日2次服。治疗风湿性关节炎。

7. 夜尿饮：杜仲20 g，五味子20 g。研粉，冲水泡代茶饮。治夜尿多，小便淋漓。

本草各论

杜仲

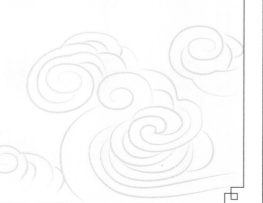

西山药库

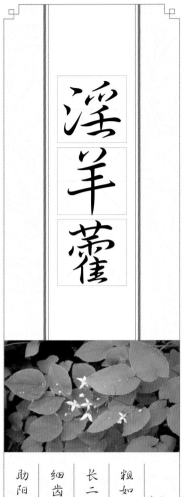

淫羊藿

本草纲目曰："生大山中。一根数茎，茎粗如线，高一二尺，一茎三桠，一桠三叶。叶长二三寸，如杏叶及豆藿，面光背淡，甚薄而细齿，有微刺。"其功效为补肝肾，强筋骨，助阳益精，祛风除湿。

淫羊藿始载于《神农本草经》，列为中品。《新修本草》云："此草叶形似小豆而圆薄，茎细亦坚，所在皆有，俗名仙灵脾者是也。"《本草图经》曰："叶青似杏，叶上有刺。茎如粟秆，根紫色有须。四月开花白色、亦有紫色，碎小独头子。五月采叶，晒干。湖、湘出者，叶如小豆，枝茎紧细，经冬不凋，根似黄连。关中俗呼三枝九叶草。苗高一二尺许，根、叶俱堪使。"《本草纲目》曰："生大山中。一根数茎，茎粗如线，高一二尺，一茎三桠，一桠三叶。叶长二三寸，如杏叶及豆藿，面光背淡，甚薄而细齿，有微刺。"其功效为补肝肾，强筋骨，助阳益精，祛风除湿。其茎叶含淫羊藿苷、淫羊藿新苷。

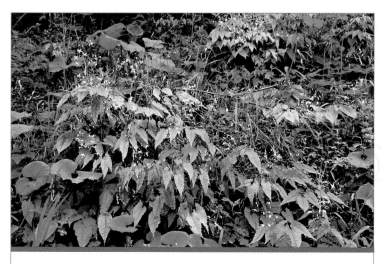

图 17-1 淫羊藿

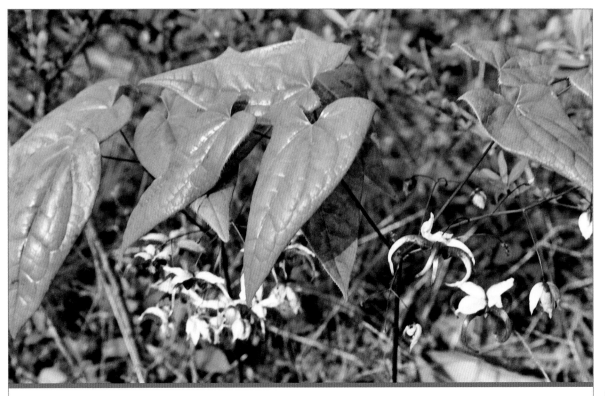

图 17-2　箭叶淫羊藿

[别名]　三支九叶草、仙灵脾、三叉风、三角莲、牛角花。

[来源]　为小檗科植物淫羊藿 *Epimedium brevicornu* Maxim.、箭叶淫羊藿 *Epimedium sagittatum* (Sieb.et Zucc.) Maxim. 的干燥地上部分。

[形态]　①淫羊藿：多年生草本，高 30 ～ 40 cm。根茎横走呈结节状，木质化。茎直立。有棱，叶为二回三出复叶，顶生小叶圆形或卵圆形；两侧小叶基部不对称，外裂片偏斜常呈耳状。圆锥花序顶生；花白色。蓇葖果近柱形，种子暗红色（图 17-1）。②箭叶淫羊藿：根茎质硬。叶为三出复叶，顶生小叶卵形、狭卵形至披针形，侧生小叶基部不对称，外裂片三角形。花黄色。蓇葖果卵圆形，种子深褐色（图 17-2）。

[生境分布]　生于山坡、井边、草丛中，主产于陕西、四川、辽宁、安徽等地。

[性状]　呈段状、茎细长圆柱形，少数有分枝，直径 20 mm，灰黄色或棕黄色，

67

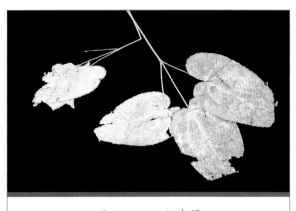

图 17-3　淫羊藿

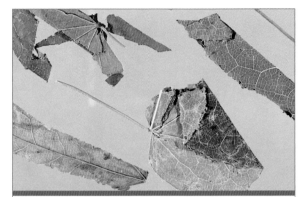

图 17-4　淫羊藿（饮片）

断面中空,叶占大部分,边缘有刺毛状锯齿,基部呈心形式或箭形,左右对称或不对称,体轻,革质,气微,味苦（图 17-3、图 17-4）。

[性味归经]　本品味辛、甘,温。归肝、肾经。

[功效主治]　补肾壮阳,祛风除湿。用于肾虚阳痿,不孕,尿频;寒湿痹痛或四肢拘挛疼痛,步履艰难。

[用量用法]　煎服,5～15 g。

[贮藏]　防霉、防蛀。

养生保健及常用配方

1. 淫羊藿粥:取淫羊藿10 g,择净,放入锅中,加清水适量,浸泡5～10分钟,水煎取汁,加大米50 g煮粥,待熟时调入白砂糖,再煮一二沸服食,早晚服用。可用来补肾壮阳,祛风除湿。

2. 仙灵脾酒:淫羊藿500 g,用酒一斗浸泡,春、夏季泡3天;秋、冬季则泡5天,每天饮用,每晚20 ml,但不能大醉。可用于补腰膝,强心力。

3. 淫巴酒:淫羊藿、巴戟天、鸡血藤各30 g,白酒1 000 ml,冰糖60 g,泡7天后服,每次5 ml,每天1次,治疗风湿腰腿痛,肾虚腰痛。

4. 淫羊藿饮:淫羊藿15～25 g。水煎,早晚服用。可用于治疗风湿性关节炎,腰腿痛,小便失禁,神经衰弱,失眠,四肢麻木,高血压。

何首乌

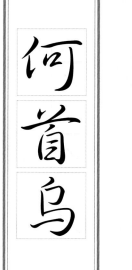

何首乌始载于《开宝本草》，谓"根大如拳，有赤白两种。赤者雄，白者雌。"苏颂谓："春生苗，蔓延竹木墙壁间，茎紫色。叶叶相对如薯蓣，而不光泽。夏秋开黄白花……结子有棱，似荞麦而细小……秋冬取根，大者如拳……有赤白二种。"赤者即现今药用的何首乌，白者则为白首乌。

何首乌为补血药，生品具有润肠通便，截疟，解毒的功效，用于痈疽疮疡，久疟不愈，肠燥便秘等；制品具有补肝肾，益精血，养心安神的功效，用于血虚精亏，贫血，须发早白，头晕，失眠，盗汗，腰膝酸痛等。现代药理证实具有降血脂、抗心肌缺血、增强免疫功能和延缓衰老等作用。主要成分有能抗衰老的二苯乙烯苷以及卵磷脂、蒽醌衍生物、鞣质等。何首乌是人们非常熟悉的中药之一，自古以来应用广泛。

[别名] 首乌、赤首乌、红内消。

[来源] 为蓼科植物何首乌 *Polygonum multiforum* Thunb. 的干燥块根。

[形态] 多年生草质藤本，茎缠绕，长 3～5 m，地下具块根。单叶互生，叶片卵形至心形；托叶鞘干膜质，棕色，易破裂，圆锥花序生于枝顶或腋生；苞片卵状披针形；花被 5 深裂，外面 3 片肥厚，背

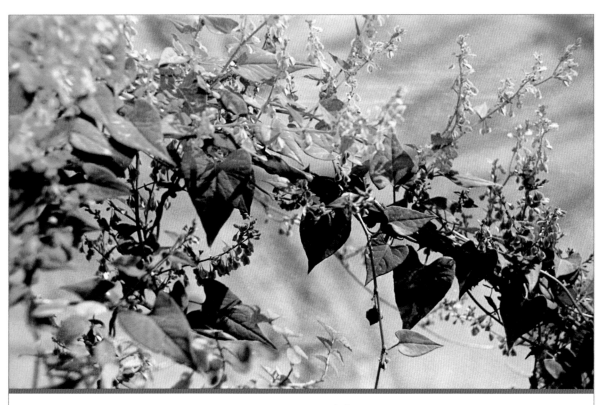

图 18-1　何首乌

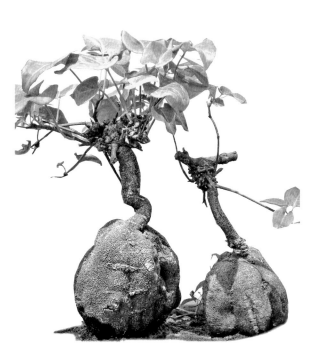

图 18-2　何首乌

部有翅；雄蕊 8，较花被短。翅果椭圆形，具三棱，包于宿存的花被内，黑色，有光泽（图 18-1、图 18-2）。

[生境分布]　生于山坡石缝间或路旁土坎。分布于全国。

[性状]　生何首乌　呈纺锤形或团块状，有的为厚型切片，大小不一。表面红棕色或红褐色，凹凸不平，有细密的皱纹和数条纵沟，皮孔条形横长。两端均有根痕。质坚实而重，不易折断。断面浅红色或淡黄棕色，粉性，皮部有 4～11 个环状花纹，习称"云锦纹"，木部多角形，有的为类圆形

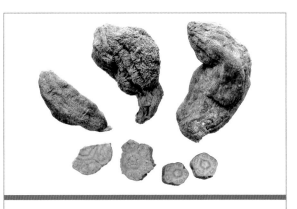

图 18-3　生何首乌

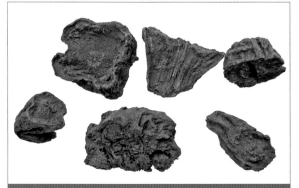

图 18-4　制何首乌（饮片）

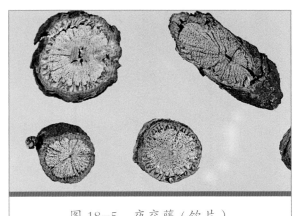

图 18-5　夜交藤（饮片）

的木心。气微，味苦涩（图 18-3）。

制何首乌　呈方块形或不规则形，皱缩，表面黑褐色或棕褐色（图 18-4）。

[性味归经]　本品味苦、甘、涩，微温。归肝、心、肾经。

[功效主治]　何首乌（生）解毒，消痈，截疟，润肠通便。用于疮痈，瘰疬，风疹瘙痒，久疟体虚，肠燥便秘。

何首乌（制）补肝肾，益精血，乌须发，强筋骨，化浊降脂。用于血虚萎黄，眩晕耳鸣，须发早白，腰膝酸软，肢体麻木，崩漏带下，高脂血症。

[用量用法]　生何首乌：3 ～ 6 g。制何首乌：6 ～ 12 g。

[贮藏]　置干燥处，防霉、防蛀。

[附药]　夜交藤 为何首乌的藤茎。本品味甘，平。归心、肝经。养心安神，祛风通络。用于虚烦不眠，多梦；血虚身痛，风湿痹痛。用量用法：煎服，15 ～ 30 g（图18-5）。

养生保健及常用配方

1. 何首乌酒：制首乌30 g，当归身、穿山甲、生地、熟地、蛤士蟆油各20 g，侧柏叶15 g，松针、五加皮各30 g，制川乌、草乌各3 g，黄酒3 000 ml。上药共研碎，布包，酒浸，7日后服用。随量饮服，不拘时候，每次不超过30 ml。用于牛皮癣。

2. 返老还童茶：何首乌5 g，槐角3 g，冬瓜皮3 g，山楂5 g。煎汤，冲泡乌龙茶，代茶饮。用于胆固醇增高而引起的动脉硬化，并有增强血管弹性和预防动脉硬化的作用。

3. 首乌粥：制首乌15 g，大米30～60 g。用砂锅先煮首乌至烂，去渣取汁煮粥食。用于治疗气血不足，面色萎黄，四肢疼痛，脚软无力，身体消瘦。

4. 首乌大枣粥：制首乌30 g，粳米100 g，大枣3枚，冰糖同煮为粥。可供早、晚餐食。适用于老年人肝肾不足，阴血亏损所致的头晕耳鸣，头发早白，贫血，神经衰弱，以及老年性高血脂，血管硬化，大便干燥等。

5. 首乌延寿汤：制首乌25 g，女贞子、旱莲草各10 g。水煎，每日1剂，早、晚各服1次。用于肝肾阴血不足的头目眩晕，耳鸣失眠，须发早白者。

6. 何首乌煮鸡蛋：制首乌60 g，鸡蛋2个。加水同煮，蛋熟后剥去蛋壳，放入汤中再煮片刻。吃蛋饮汤。用于血虚体弱，头晕眼花，须发早白，遗精脱发，白带过多，血虚便秘等。

7. 首乌薏米汤：制首乌180 g，生薏苡仁120 g，白酒500 ml。酒泡15日后即可服用。每日早晚各服1次，每次10～20 ml。用于肾虚风寒腰痛。

8. 首乌灵芝饮：制首乌20 g，灵芝10 g。水煎，每日1剂，早晚各服1次。用于血虚失眠。

9. 首乌玄参饮：生首乌20 g，玄参10 g。水煎，每日1剂，早晚各服1次。用于肠燥便秘。

10. 首乌芹菜粥：制首乌50 g，芹菜100 g，瘦猪肉末50 g，粳米100 g。将首乌入砂锅煎取浓汁，与粳米、瘦肉一起煮粥，加盐、味精调味，即可食用。用于防治心血管系统疾病，延缓动脉粥样硬化。

11. 首乌熟地汤：制首乌、熟地各15 g。水煎，每日1剂，分3次服。用于血虚而白发。

12. 首乌生地茶：制首乌16 g，生地30 g（酒洗）。放在瓷茶壶内，冲入沸水，代茶饮。每隔3日换药1次，连服3个月。适用于未老先衰，身体虚弱以及须发早白者。

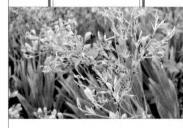

百合始载于《神农本草经》，列为中品，《本草经集注》云："根如胡蒜，数十片相累。"《新修本草》云："此药有二种，一种细叶，花红白色；一种叶大，茎长，根粗，花白，宜入药用。"《本草纲目》云："叶短而阔，微似竹叶，白花四垂者，百合也。叶长而狭，尖如柳叶，红花，不四垂者，山丹也。茎叶似山丹而高，红花带黄而四垂，上有黑斑点，其子先结在枝叶间者，卷丹也。"现江苏、浙江、广东连县等地栽培供药用和食用的百合为卷丹，百合有养阴润肺，清心安神功能。含有淀粉、蛋白质、脂肪及多糖。

〈〈本草纲目〉〉云："叶短而阔，微似竹叶，白花四垂者，百合也。叶长而狭，尖如柳叶，红花，不四垂者，山丹也。茎叶似山丹而高，红花带黄而四垂，上有黑斑点，其子先结在枝叶间者，卷丹也。"

[别名] 野百合、喇叭筒、山百合、药百合。

[来源] 为百合科植物卷丹 *Lilium lancifolium* Thunb.、百合 *Lilium brownii* var.*viridulum* Baker 的干燥肉质鳞叶。

[形态] ①卷丹：多年生草本，鳞茎卵圆扁球形，茎直立，被白毛。叶互生，无柄，披针形至椭圆状披针形。花被漏斗形，裂片6，橙红色，有紫黑色点，花被片强烈外卷；雄蕊伸出极长。子房上位。

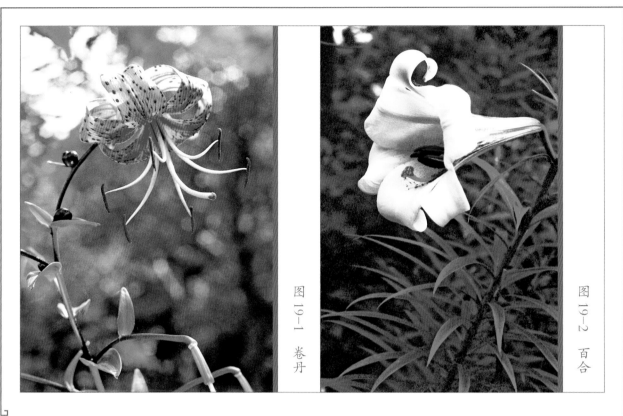

图 19-1 卷丹

图 19-2 百合

柱头 3 裂，蒴果有多数种子（图 19-1）。②百合：鳞茎球形，淡白色．其暴露部分带紫色。茎常带紫色斑点。叶互生，全缘或敞波状，平行脉 5 条。花大，串生于茎顶，花被白色而背带褐色（图 19-2）。

[生境分布] 生于山林下或溪沟，分布于安徽、浙江、江西、福建等地，多为栽培。而卷丹是百合的主流商品，霍山的百合俗称漫水河百合，是国家地理标志产品。

[性状] 呈长椭圆形瓣片，长 15～35 mm，宽 3～15 mm。表面黄白色，半透明，顶端渐尖，边缘较薄，向内卷曲。质坚硬，气微，味微苦（图 19-3）。

[性味归经] 本品味甘，微寒。归心、肺经。

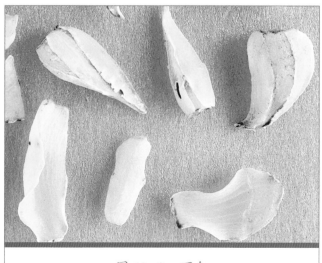

图 19-3 百合

［功效主治］ 润肺止咳，清心安神。 用于肺阴虚之燥咳少痰或劳嗽痰血；虚烦惊悸，失眠多梦。

［用量用法］ 煎服，10～30 g。

［贮藏］ 置干燥处，防蛀。

养生保健及常用配方

1. 百合枇杷饮：百合30 g，麦冬9 g，桑叶12 g，杏仁9 g，蜜渍枇杷叶10 g。将上述诸药加适量水煎，口服，每日1剂，每日2次。用于感冒咳嗽频作，干咳无痰，口干咽燥，久咳不愈，咳嗽较甚，咳痰带血。

2. 百合汤：百合60 g，红糖30 g。将百合洗净，和红糖放入砂锅内，加适量水煎，口服，每日1剂，分早、晚两次。润肺止咳，用于干咳及支气管炎。

3. 百合黄芪煎剂：百合、玄参、川贝、桔梗、麦冬、白芍、当归、百部、银柴胡、胡黄连、仙鹤草、生地、熟地各10 g，制鳖甲15 g，黄芪20 g，甘草6 g。将上述诸药加适量水煎，口服，每日1剂，每日2次。滋肺阴，用于肺结核咯血。

4. 百合蜂蜜饮：鲜百合、蜂蜜各适量。百合与蜂蜜共放碗内，入锅蒸食。口服，每日1剂，每日2次。清热润肺，用于肺结核。

5. 白薇百合汤：白薇、百合、酸枣仁、龙齿（先煎）、青木香、木瓜各9 g，甘草3 g，鲜生地24 g，茯苓12 g，石决明15 g，栀子7.5 g。将上述诸药加适量水煎。口服，每日1剂，每日2次。用于原发性高血压。

6. 莲子百合汤：莲子、百合、龙眼肉各10 g。莲子去芯，百合、龙眼肉洗净，放入碗中，加水150 ml，隔水炖熟即可。口服，每日1次，睡前服用。养心补脾安神，用于神经衰弱。

7. 鲜百合汁：鲜百合300 g，蜂蜜少许。取鲜百合，捣烂取汁。每日早、晚各服1次，每次约30 ml，用温开水加蜂蜜调匀服用。滋阴润肺，生津止咳，用于久咳，咯血及慢性支气管炎伴有肺气肿。

8. 百合绿豆饮：百合、绿豆若干。煮汤，日服一定量，用于消暑，除烦。

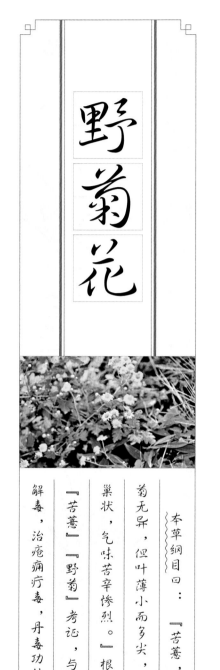

野菊花

菊花始载于《神农本草经》，名鞠华，列为上品。原无家野之分。《本草经集注》云："菊有两种：一种茎紫气香而味甘，叶可作羹食者，为真。一种青茎而大，作蒿艾气，味苦不堪食者，名苦薏，非真。其华正相似，唯以甘苦别之尔。"《本草纲目》曰："苦薏，处处原野极多，与菊无异，但叶薄小而多尖，花小而蕊多，如蜂巢状，气味苦辛惨烈。" 有清热解毒，治疮痈疔毒，丹毒功能。化学成分为总黄酮、挥发油、萜类、多糖及绿原酸。

本草纲目曰："苦薏，处处原野极多，与菊无异，但叶薄小而多尖，花小而蕊多，如蜂巢状，气味苦辛惨烈。"根据以上本草所述，"野菊"考证，与野菊相符。有清热解毒，治疮痈疔毒，丹毒功能。

[别名] 野黄菊、苦薏。

[来源] 为菊科植物野菊 *Chrysanthemum indicum* L. 的干燥头状花序。

[形态] 多年生草本。有特殊香气。茎基部常匍匐，上部多分枝。叶互生，有柄；叶片卵状椭圆形，羽状浅裂，裂片边缘有锯齿，两面均有细柔毛。头状花序排成聚伞状，花黄色，边缘舌状，雌性；中央为管状花，两性。瘦果具 5 条纵条纹 （图 20-1）。

[生境分布] 生于路旁、山坡或杂草丛中。我国南北各省均分布。

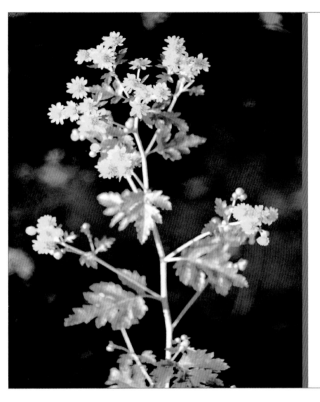

图 20-1 野菊花

[性状] 呈不规则球形，直径 1.5 ～ 2.0 cm，头状花序排成聚伞状，花黄色，边缘为舌状，雌性，中央为管状花，两性，球形花多皱缩，色泽深枯黄色（图 20-2）。

[性味归经] 本品味苦、辛，寒。归肺、肝经。

[功效主治] 清热解毒，用于疮痈疔毒，丹毒，咽喉肿痛，目赤肿痛。

[用量用法] 煎服，10 ～ 15 g。外用适量。

本草各论

野菊花

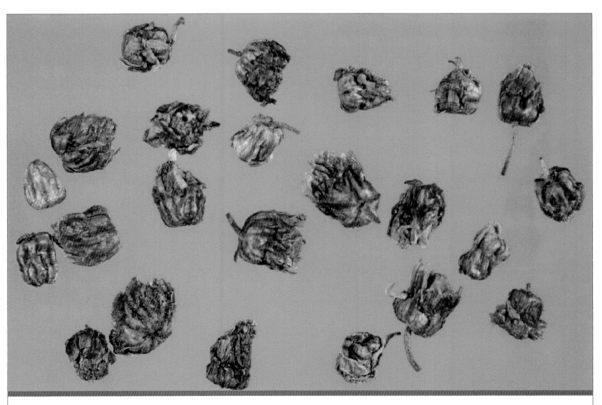

图 20-2 野菊花

1. 葱菊青叶饮：野菊花15 g，大葱5根，大青叶9 g，芡实12 g。水煎，每日1剂。此饮用于疏风解表，清热解毒，可预防流感，流脑。

2. 醋野菊：野菊花30 g捣汁，和少量醋，并冲开水漱口或调匀涂在喉头，每日3次。此汁清热解毒，防治白喉。

3. 野菊枕袋：野菊花50 g，白芷60 g，加绿豆壳250 g。研成粗末，搅匀置枕头袋当枕头用。此方疏风平肝，止眩，用于治疗多年头晕。

4. 鲜菊饮：鲜野菊花60 g。打成汁，加适量黄酒冲服，早晚服用。可用于辅助治疗阑尾炎。

5. 野菊贴：野菊花全草250 g，切碎，置不锈钢锅中，加水2 000 ml，文火煎至800 ml，过滤备用。趁热熏洗患处15分钟后，立即用洁净的陈石灰粉扑之，每日2次。用于湿疹。

6. 菊红饮：野菊花30 g，加红花10 g。加水煎煮，滤渣取汁，每日1剂，每日1～2次。用于活血化瘀，清热解毒。

7. 菊蒲贴：野菊花和蒲公英各30 g。一同捣碎，外敷患处，每日2次。用于清热解毒消肿，用于鼻疖。

8. 野菊敷：野菊花100 g。洗净后捣烂，加适量醋调匀，涂于患处，每日2次。用于流行性腮腺炎。

9. 菊半饮：野菊花和半枝莲各30 g。加水煎煮，滤渣取汁，每日1剂。用于清热解毒，可辅助治疗乳腺癌。

10. 双黄消炎贴：野菊花、黄柏、大黄、苦参各30 g，黄连20 g，防风15 g。加水1 000 ml，文火煮沸20分钟，取汁；药渣再加水500 ml复煎，去渣取汁，将药渣混合；加入芒硝15 g，搅匀后备用。每次取药液适量，用消毒药棉蘸药液温洗眼睑处，每日2次。清热解毒祛湿，用于睑腺炎。

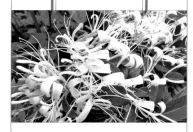

金银花

金银花原名忍冬，《新修本草》云："此草藤生，绕覆草木上，苗茎赤紫色，宿者有薄白皮膜之，其嫩茎有毛。叶似胡豆，亦上下有毛。花白蕊紫。"《本草纲目》曰："忍冬在处有之。附树延蔓，茎微紫色，对节生叶。叶似薜荔而青，有涩毛。三四月开花，长寸许，一蒂两花二瓣，一大一小，如半边状，长蕊。花初开者，蕊瓣俱色白，经二三日，则色变黄。新旧相参，黄白相映，故呼金银花，气甚芬芳。四月采花，阴干；藤叶不拘时采，阴干。"有清热解毒，凉血散风热功能。金银花含木樨草素、异绿原酸、绿原酸。

《本草纲目》曰：『忍冬在处有之。附树延蔓，茎微紫色，对节生叶。叶似薜荔而青，有涩毛。三四月开花，长寸许，一蒂两花二瓣，一大一小，如半边状，长蕊。花初开者，蕊瓣俱色白，经二三日，则色变黄。』

[别名]　银花、双花、二宝花。

[来源]　为忍冬科植物忍冬 *Lonicera japonica* Thunb. 的干燥花蕾。

[形态]　半常绿缠绕性灌木，茎中空，多分枝，外皮呈条状剥离，幼时密被短柔毛和腺毛。叶对生，卵形至长卵形，全缘，幼时两面有毛，后上面无毛。花成对腋生，苞片叶状，花萼5裂，花冠长3～4 cm，管部与瓣近等长，初开时白色，后变黄色，二唇形，上唇4裂，下唇不裂而狭，雄蕊5，子房无毛，花柱和雄蕊略长于花冠。浆果球形，熟时黑色（图21-1）。

［生境分布］　生于路旁、山坡或杂草丛中。我国南北各地均有分布。

［性状］　呈棒状，上粗下细，略弯曲，长 2 ～ 3 cm，上部直径约 3 mm，下部直径约 1.5 mm，表面黄白色或绿白色，贮久色渐深，密被短柔毛。偶见叶状苞片。花萼绿色，先端 5 裂，裂片有毛，长约 2 mm。开放者花冠筒状，先端二唇形；雄蕊 5 个，附于筒壁，黄色；雌蕊 1 个，子房无毛（图 21-2）。

［性味归经］　甘，寒。归肺、心、胃、大肠经。

［功效主治］　清热解毒，疏散风热，凉血止痢，清热解暑。用于疮痈疔肿，肠痈，肺痈；外感风热或温病初起的发热，微恶寒；热入营血之心烦，神昏，舌绛，热毒血痢；暑热烦渴。

［用量用法］　煎服，10 ～ 15 g。加水蒸馏制成金银花露，善清热解暑；炒炭长于凉血止痢。

［贮藏］　置干燥处，防湿。

［附药］　忍冬藤为金银花藤茎。本品味甘，寒。归肺、心、胃、大肠经。清热解毒，疏散风热，通经络。用于疮痈疔肿，肠痈，肺痈；外感风热或温病初起的发热，微恶寒，热入营血的心烦神昏，舌绛；风湿热痹，关节肿痛，屈伸不利。用量用法：煎服，15 ～ 30 g（图 21-3）。

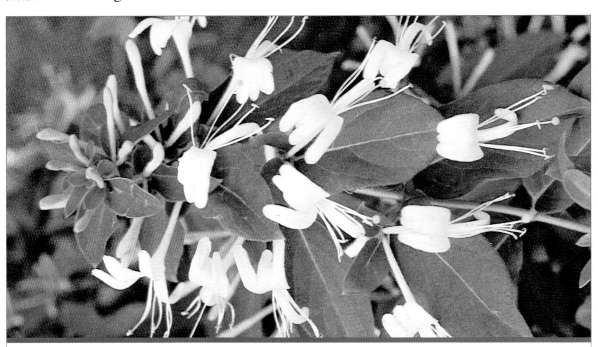

图 21-1　金银花

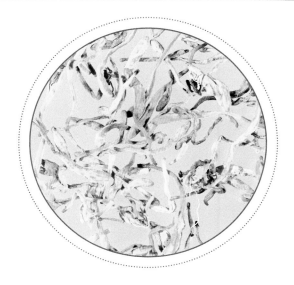

图 21-2 金银花

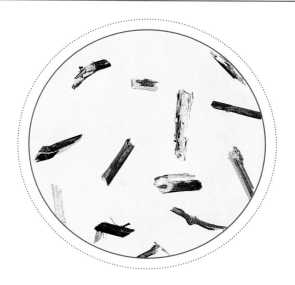

图 21-3 忍冬藤（饮片）

养生保健及常用配方

1. 慢性咽炎饮：金银花50 g，开水250 ml。煮沸代茶频饮，坚持半个月。

2. 去痱水：用干或鲜金银花适量，煮10分钟，冷却至温水，给小儿洗澡，去痱。

3. 提神醒脑饮：金银花8 g，冰糖少许。泡水冲饮，每日服用。能提神醒脑。

4. 补气养血饮：金银花8 g，红枣8枚。泡水冲服，代茶饮。补充气血，改善肤质。

5. 银翘饮：金银花10 g，连翘8 g。煎汤，代茶饮。治咽喉肿痛，扁桃体炎症。

6. 银花茶：金银花20 g，茶叶6 g，白糖50 g。水煎，每日1次，连服2～3天。辛凉解表。

7. 蒲金酒：蒲公英15 g，金银花15 g。上药与黄酒600 ml煎至一半，去渣取汁。分2份，早晚饭后各1次温饮，药渣外敷患处。用于清热，解毒，消肿。

8. 茶饮方：山楂、金银花、菊花各25 g。放入茶杯内，冲入开水，加盖焖片刻饮用，每日3次或代茶频饮。可降低血脂。

石菖蒲

石菖蒲始载于《神农本草经》，列为上品。《名医别录》云："菖蒲，生上洛池泽及蜀郡严道，一寸九节者良，露根不可用。五月、十二月采根，阴干。"《本草经集注》云："上洛郡属梁州，严道县在蜀郡。今乃处处有。生石碛上，概节为好。在下湿地，大根者名昌阳，止主风湿，不堪服食。"根据以上本草所述考证，即可看出南北朝以前所用菖蒲包括大根的水菖蒲和细根的石菖蒲。有开窍豁痰，理气活血，散风祛湿作用。根中含挥发油，油中主要成分为细辛醚。

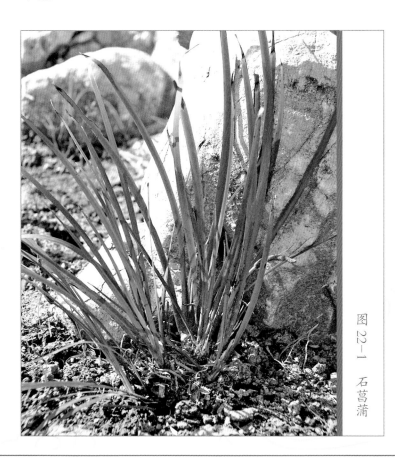

图22—1 石菖蒲

名医别录云："菖蒲，生上洛池泽及蜀郡严道，一寸九节者良，露根不可用。"有开窍豁痰，理气活血，散风祛湿作用。根中含挥发油，油中主要成分为细辛醚。

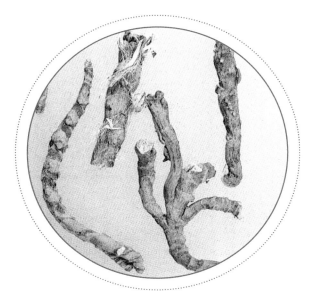
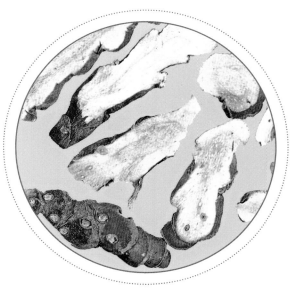

图 22-2　石菖蒲　　　　　　　图 22-3　石菖蒲（饮片）

[别名]　香菖蒲、药菖蒲。

[来源]　为天南星科植物石菖蒲 *Acorus tatarinowii* Schott 的干燥根茎。

[形态]　多年生丛生草本。根茎稍粗壮，直径 5 ～ 8 mm，芳香。叶线形，长 20 ～ 30(～ 50) cm，基部对折，中部以上平展，无中肋。叶状佛焰苞长 13 ～ 25 cm，为肉穗花序长的 2 ～ 5 倍；肉穗花序圆柱状，长 4 ～ 6 cm，粗 4 ～ 7 mm，花白色，果序成熟时长 7 ～ 8 cm，粗可达 1 cm（图 22-1）。

[生境分布]　生于山洞浅水石上或溪流旁岩石缝中。分布于我国长江流域以南多省区。

[性状]　呈扁圆柱形，多弯曲，常有分枝，长 3 ～ 20 cm，直径 0.3 ～ 1 cm。表面棕褐色或灰棕色，粗糙，有疏密不匀的环节，一面残留须根痕；叶痕呈三角形，断面纤维性，黄白色，内皮层环明显，可见维管束小点及棕色油细胞（图 22-2）。
饮片：呈扁圆形切片，直径 3 ～ 10 mm。外表皮灰棕色或深棕色，可见节痕、毛状叶茎以及圆点状根痕。切面类白色，有环纹。可见众多筋脉小点和淡棕色油点。质硬。气香，微苦、辛（图 22-3）。

［性味归经］ 本品味辛、苦，温。归心、胃经。

［功效主治］ 开窍宁神，化湿和胃。用于痰湿蒙蔽清窍，神志不清；湿阻中焦，脘腹胀闷，痞塞疼痛。

［用量用法］ 煎服，5～10 g，鲜品加倍。外用适量。

［贮藏］ 置通风干燥处。

养生保健及常用配方

1. 神经性呕吐汤：石菖蒲10～15 g，捣碎，加水500 ml，煮15分钟，取汁，频频呷饮。治疗神经性呕吐。

2. 癫痫饮：石菖蒲10 g，煎汤30 ml，1日3次，30日为一个疗程。用于癫痫。

3. 石菖蒲炖猪心汤：将猪心1个切开，洗净，加入石菖蒲10 g，加水炖熟，加食盐调味。用于开窍除湿，养心补血，益智聪耳。

4. 止痒末：石菖蒲、蛇床子等份。为末，日搽2～3次。治疗阴汗瘙痒。

5. 跌打敷：石菖蒲鲜根适量，甜酒糟少许。捣烂外敷。治疗跌打损伤。

6. 石菖蒲酒：石菖蒲500 g，白酒2 000 ml。密封口，百日后饮之，每晚20 ml。驻颜悦色，延年益寿，耳目聪明。

7. 石灵酒：将石菖蒲120 g，灵磁石、龙胆草、白僵蚕、葛根各70 g，粉碎，入50度白酒3 000 ml中密封浸泡，5日后去渣留液备用。每晚20 ml。开窍逐痰，散风祛湿，清肝降火。

南天竹

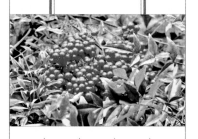

南天竹始载于本草纲目拾遗，书中云：「即杨桐，今人多植庭院，云可辟火灾……载其枝叶功用云：苦平无毒，止泄，强筋益气，久服长生不饥。」民间用以清热祛风除湿，通经活络，止咳化痰。

南天竹始载于《本草纲目拾遗》，书中云："即杨桐，今人多植庭院，云可辟火灾……载其枝叶功用云：苦平无毒，止泄，强筋益气，久服长生不饥。"民间用以清热祛风除湿，通经活络，止咳化痰。其化学成分为南天竹碱甲醚、南天竹碱、小檗碱等。这与功效主治也较一致。

[别名] 天竹子、南天烛、天竹。

[来源] 为小檗科植物南天竹 *Nandina domestica* Thunb. 以根、茎、果入药。

[形态] 常绿灌木，茎直立，少分枝，幼枝常为红色。叶互生，常集生于茎梢，革质，二至三回羽状复叶，多级羽状叶对生，最末的小叶片有小叶 3～5 片，小叶披针形，先端渐尖，茎部楔形，全缘，有光泽，冬季常变为红色，花白色，圆锥花序顶生，萼片多数重叠，花瓣 6，雄蕊 6，子房 1 个。浆果球形，熟时红色，种子 2 粒。花期 6～8 月（图 23-1）。

[生境分布] 生于山坡杂木林下或灌木丛中，也有栽培。分布于我国长江中下游各地。

[性状] 茎呈切断状，长 6～7 cm 或更长；

直径粗细不一，近根部外皮有纵向凹凸；呈灰褐色，上部茎有纵向条棱为紫褐色，断面外周呈棕褐色，木部为白色，质坚硬，不易折断（图 23-2）。果：球形，灰棕褐色，直径 0.5 ～ 0.7 cm，果柄长短不一，明显存在，果皮薄，破裂后见种子 2 枚，味苦涩（图 23-3）。

[性味归经]　本品味苦，寒（有小毒）。

[功效主治]　清热，除湿，通经活络。用于感冒发热，眼结膜炎，肺热咳嗽，湿热黄疸，急性胃肠炎，尿路感染。

[附药]　果为南天竹果实。本品味苦、平，有小毒，止咳平喘。

[用量用法]　根茎 9 ～ 30 g，果 9 g。

[贮藏]　防潮、防蛀。

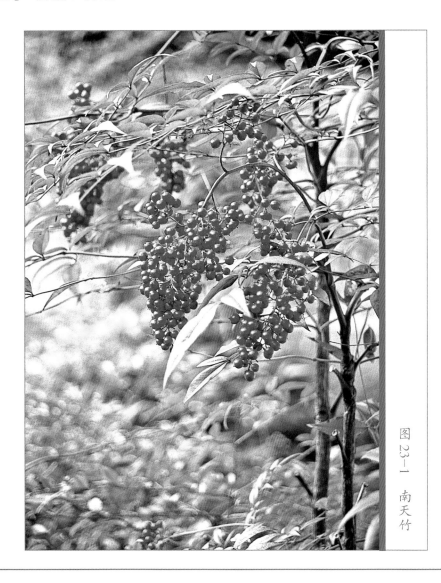

图 23-1　南天竹

霍山本草 集锦

西山药库

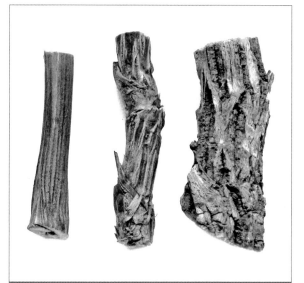

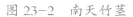

图 23-2 南天竹茎

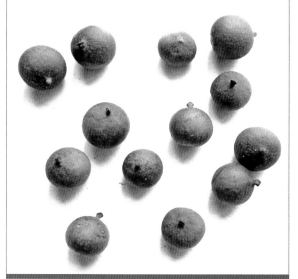

图 23-3 南天竹果

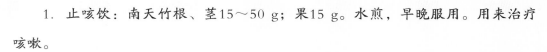

养生保健及常用配方

1. 止咳饮：南天竹根、茎15～50 g；果15 g。水煎，早晚服用。用来治疗咳嗽。

2. 咳喘饮：南天竹根、茎10 g。水煎，早晚服用。可治疗咳喘。

3. 烫伤膏：南天竹研末。麻油调搽，治烫伤。

4. 痢疾饮：南天竹、委陵菜各10 g。水煎，每日分3次服用。治痢疾。

5. 关节肿痛饮：南天竹根30 g。水煎，早晚服用。治关节红肿疼痛。

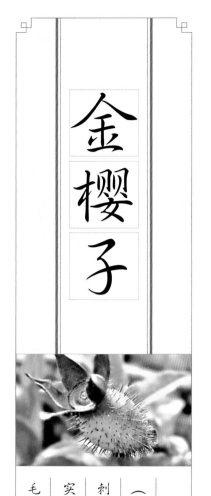

金樱子

本草图经曰：『丛生郊野中，大类蔷微（薇）有刺。四月开白花。夏、秋结实，亦有刺，黄赤色，形似小石榴。』李时珍曰：『其实大如指头，状如石榴而长。其核细碎而有白毛，如营实之核而味甚涩。』

金樱子始载于《蜀本草》，云："金樱子，味酸、涩，平、温，无毒。疗脾泄下痢，止小便利，涩精气……云是今之刺梨子。形似榅悖而小，色黄，有刺，花白。在处有之。"《本草图经》曰："丛生郊野中，大类蔷微（薇），有刺。四月开白花。夏、秋结实，亦有刺，黄赤色，形似小石榴。"李时珍《本草纲目》曰："其实大如指头，状如石榴而长。其核细碎而有白毛，如营实之核而味甚涩。"其有益肾，涩精，止泻缩尿的功能。化学成分为皂苷、维生素 C 及糖类、苹果酸等。

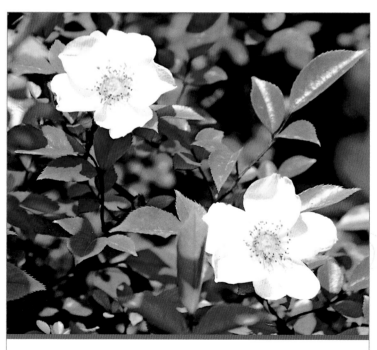

图 24-1　金樱子

[别名] 糖罐子、刺头、黄茶瓶、长刺蒲。

[来源] 为蔷薇科植物金樱子 *Rosa laevigata* Michx. 的干燥成熟果实。

[形态] 常绿攀援灌木，茎红褐色，有钩状皮刺和刺毛。三出复叶互生，小叶椭圆状卵形至卵状披针形，先端尖，基部近圆形或宽楔形，革质，边缘有细锐锯齿，下面脉纹明显。花单生于侧枝顶端，白色。蔷薇果青黄色转红色，长梨形，有直刺，顶端具长展而外弯的宿萼裂片。瘦果多数（图24-1、图24-2）。

[生境分布] 生于山崖石隙以及阳坡灌丛等处。分布于华东、中南等地。

[性状] 呈倒卵形，长 22 ～ 35 mm，直径 10 ～ 15 mm。外表面红黄色或红棕色，有突起的刺毛或残基，上部有圆盘状花萼残基，下部渐尖，有果柄痕。剖开后可见内有淡黄色绒毛以及多数的小瘦果。质硬，气微（图24-3）。

[性味归经] 本品味酸、涩，平。归肾、膀胱、大肠经。

[功效主治] 固精缩尿，涩肠止泻。用于肾虚遗精，滑精，遗尿，尿频，带下；久泻久痢。

[用量用法] 煎服，6 ～ 12 g。

[贮藏] 防霉蛀。

本草各论

金樱子

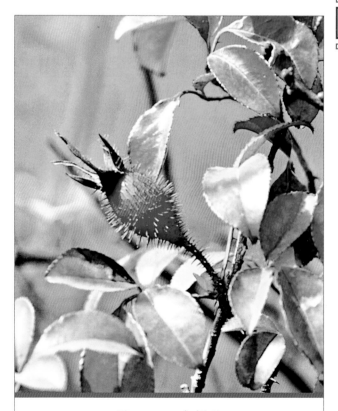

图 24-2 金樱子

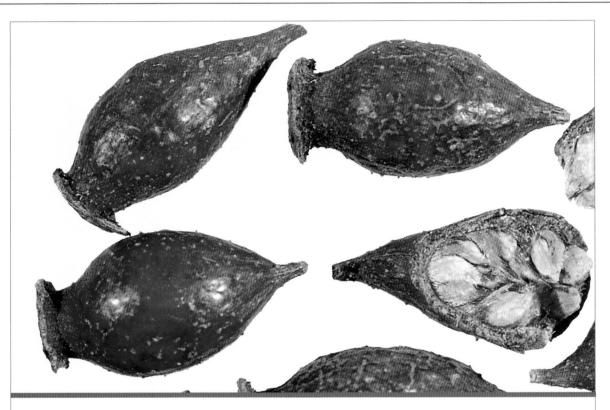

图 24-3 金樱子

养生保健及常用配方

1. 金樱子粥：金樱子30 g。洗净，放入锅内，加清水适量，用武火烧沸后，转用文火煮10分钟，滤去渣；药汁与粳米50 g同煮为粥，再加食盐少许，拌匀调味即可。早晚服用。用于治疗固精止遗，涩肠止泻。

2. 金樱子饮：金樱子30 g。水煎，早晚服用。治肾虚遗精。

3. 金羊饮：金樱子30 g，淫羊藿30 g。水煎，早晚服用。治遗精滑精。

4. 金朱饮：金樱子30 g，朱砂莲30 g，地榆15 g。水煎，早、中、晚服用。用来治久泻久痢。

5. 金党饮：金樱子(去外刺和内瓤)30 g，党参9 g。水煎，早、中、晚服用。治久虚泄泻下痢。

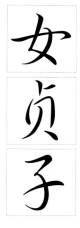

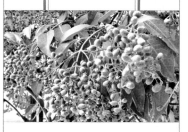

女贞子

女贞子始载于《神农本草经》，列为上品。名女贞实。《本草经集注》云："叶茂盛，凌冬不凋，皮青肉白。"《本草图经》曰："其叶似枸骨及冬青木，极茂盛，凌冬不凋。花细，青白色。九月而实成，似牛李子。立冬采实，曝干。"李时珍《本草纲目》曰："女贞叶长者四五寸，子黑色。"与现今所用植物完全一致。有滋补肝肾，强腰膝，聪耳明目的功能。化学成分为女贞子苷、齐墩果酸等。

本草图经曰：『其叶似枸骨及冬青木，极茂盛，凌冬不凋。花细，青白色。九月而实成，似牛李子。立冬采实，曝干。』李时珍本

草纲目曰：『女贞叶长者四五寸，子黑色。』

[别名] 冬青子。

[来源] 为木樨科植物女贞 *Ligustrum lucidum* Ait. 的干燥成熟果实。

[形态] 常绿大灌木或小乔木。树皮灰色至浅灰褐色，枝条光滑，具皮孔。叶对生，革质；叶片卵形至卵状披针形，全缘。圆锥花序顶生，花萼及花冠钟状，均4裂，花冠白色，雄蕊2。浆果状核果，长圆形，略弯，熟时蓝黑色（图25-1）。

[生境分布] 生于山坡后阳处。广泛分布于南方各地，有栽培。

[性状] 呈肾形或卵形，长 6 ～ 9 mm。表皮

黑棕色或紫黑色，疏松，易剥落。内有硬质的种子1～2枚，种子黑色，弯曲，有纵棱，气微，味甘而微苦涩（图25-2）。

[性味归经] 本品味甘、苦，凉。 归肝、肾经。

[功效主治] 补益肝肾，明目。 用于肝肾虚亏，头晕目眩，须发早白，腰酸遗精或阴虚发热；视力减退，眼目昏花。

[用量用法] 煎服，10 ～ 15 g。

[贮藏] 置通风干燥处。

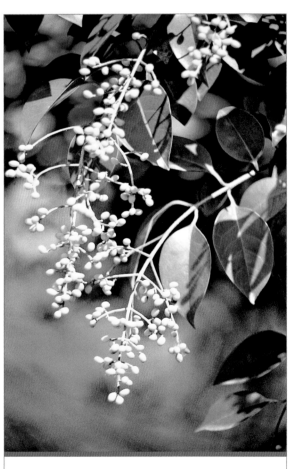

图 25-1　女贞

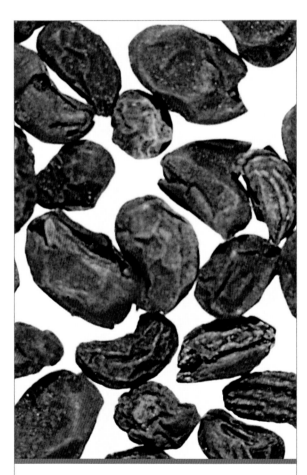

图 25-2　女贞子

1. 女贞子酒：女贞子（干品）250 g，米酒500 ml。女贞子泡入米酒，密封浸泡1个月即可。每日饮服1次或2次，随量酌饮。用于腰酸乏力，头发早白，神经衰弱，视物不明等。

2. 乌发益寿酒：女贞子80 g，旱莲草60 g，黑桑葚60 g，黄酒1 500 g。盛入细纱布袋与酒一起置入小坛密封14天，每日晃动1次。每日饮服2次，每次20 g。用于头晕目眩，腰酸耳鸣，须发早白等。

3. 女贞子枸杞汤：女贞子20 g，枸杞子30 g，猪肉100 g。猪肉切条，加适量水，小火共煮，煮熟即可食用。用于慢性胆囊炎。

4. 女贞决明子汤：女贞子12～15 g，黑芝麻、桑葚子、草决明各10 g，泽泻9 g。水煎，早晚空腹温服，每日1剂。用于头晕目花，便秘及动脉硬化等。

5. 女贞子枣茶：茶叶60 g，女贞子10 g，干枣10 g。上述药材粉碎制成颗粒，取适量放入杯中，以清水冲泡饮用即成。用于眼目昏糊，阴虚便秘等。

6. 黄芪女贞粥：黄芪50 g，女贞子40 g，薏苡仁100 g。将黄芪、女贞子放入锅内加水煮取汁，药汁和薏苡仁同入锅内，加水煮粥。用于面目浮肿，慢性肝炎，肾炎，体虚食少，劳倦乏力，脾虚腹泻，风湿痹痛，恶性肿瘤放疗化疗后气阴两伤及气阴两虚的糖尿病患者。

7. 女贞桑葚煎：女贞子12 g，桑葚子15 g，制首乌12 g，旱莲草10 g。放入砂锅中，加适量水用大火煎沸后，改用小火煎煮30分钟，滤汁，再将药渣加适量水煎煮25分钟，滤汁，合并两次汁液。早晚服用。用于肛瘘。

8. 女贞子首乌水泡脚法：女贞子、制首乌各50 g，苦丁茶15 g。放入锅中，加清水2 000 ml，煎至水剩1 500 ml时，滤出药液，倒入脚盆，先熏蒸，待温时泡脚，每晚临睡前泡洗1次，每次40分钟，15天为1疗程。用于更年期综合征。

9. 鹿角霜女贞子方：女贞子50 g，旱莲草40 g，桑寄生30 g，鹿角霜、辣椒各20 g。加水适量，煎煮2次，每次30分钟，滤汁倒入浴足器，熏蒸后浴足30分钟，每晚1次，20天1个疗程。用于防治年老体弱，性功能减退及心脑血管疾病。

10. 二至丸：女贞子、旱莲草各等份。女贞子冬至时采，阴干，蜜酒拌蒸，过一夜，粗袋擦去皮，晒干为末；旱莲草夏至时采，捣汁熬膏和前药为丸。每服9 g，每日2次，临卧酒送下。用于肝肾不足，头目昏花，须发早白，腰背酸痛，下肢痿软等。

本草各论

女贞子

南五味子

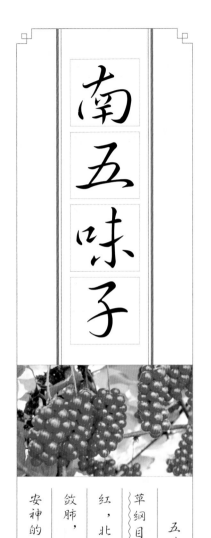

五味子始载于《神农本草经》，列为上品；《本草纲目》曰："五味子今有南北之分，南产者红，北产者黑。"五味子为收涩药，具有益气敛肺，滋肾固精，敛汗生津，涩肠止泻，宁心安神的功效。

五味子始载于《神农本草经》，列为上品；《本草纲目》曰："五味子今有南北之分，南产者红，北产者黑。"

五味子为收涩药，具有益气敛肺，滋肾固精，敛汗生津，涩肠止泻，宁心安神的功效，临床上主要用于肺虚，肾虚之证，治疗久咳虚喘，遗精滑精，自汗盗汗，失眠多梦，消渴等，现代研究证明有增强呼吸、增加冠状动脉血流量、增强机体适应能力、强心、抗肾病变、抗氧化、兴奋子宫平滑肌等作用。含有木脂素类、挥发油、有机酸、糖类、维生素类等成分。五味子分南、北两种，北五味子主产于东北三省，颗粒大、肉厚、柔润。南五味子主产于安徽、湖北、河南、陕西、山西、甘肃等地。

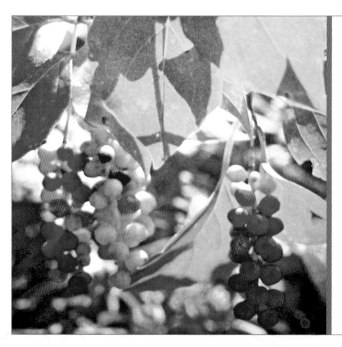

图 26-1 华中五味子

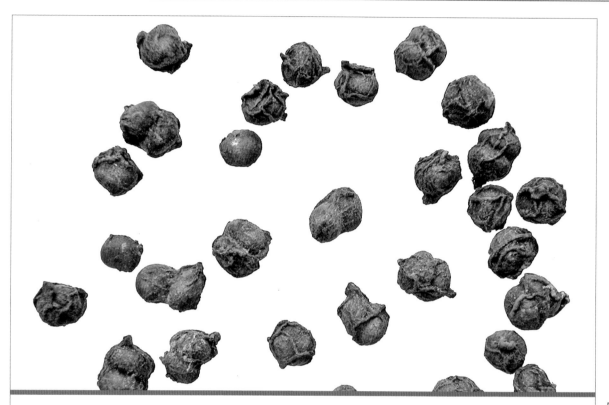

图 26-2　南五味子

［别名］　长梗南五味子、内红消。

［来源］　为木兰科植物华中五味子 *Schisandra sphenanthera* Rehd.et Wils. 的干燥成熟果实。

［形态］　多年生落叶木质藤本。茎枝红棕色或灰紫色，皮孔明显。在幼枝上单叶互生，在老茎上则丛生短枝。叶片薄，阔椭圆形、阔倒卵形至卵形，边缘疏生有腺体的小齿。花单性，雌雄异株，数朵丛生叶腋间而下垂，乳白色；雄蕊 10～15 个，花丝短，基部合生，上部分离。雌花心皮多数，分离；结果时呈长穗状。肉质浆果球形，熟时呈深红色（图 26-1）。

［生境分布］　生于山坡灌木丛中，分布于安徽、陕西、河南、湖北等地。

［性状］　呈不规则的球形或扁球形，直径 2～5 mm。表面红色、紫红色、暗

红色或黑红色，皱缩，显油性，有的被有白色粉霜。果肉薄，内含种子1～2枚，肾形，表面棕黄色，有光泽，种皮薄而脆。果肉气微，味酸；种子破碎后，有香气，味辛、微苦（图26-2）。

[性味归经] 本品味酸，温。归肺、肾经。

[功效主治] 收敛固涩，益气生津，补肾宁心。用于久咳虚喘，梦遗滑精，遗尿尿频，久泻不止，自汗盗汗，津伤口渴，内热消渴，心悸失眠。

[用量用法] 2～6g。

[贮藏] 置通风干燥处，防霉。

养生保健及常用配方

1. 降糖饮：五味子9g。水煎，每日1剂，分3次，饭前服。可降血糖。

2. 通便饮：五味子10～15g。开水冲泡20分钟，每次服约200ml。每日4～6次。10天为1个疗程，连用3个疗程。治便秘。

3. 安神饮：五味子40g。浸入50%乙醇溶液20ml中，每日振荡1次，10天后过滤，残渣再泡1次，2次液合并，再加等量蒸馏水，即可服用。早晚服用。用于安神，治失眠。

4. 杞味饮：取枸杞子10g，五味子5g，荔枝核5g。将药物捣碎，以沸水冲泡代茶，长期饮用。滋补精血，用于糖尿病，慢性肝炎，失眠遗精等的辅助治疗。

5. 蜜味茶：五味子（炒至微焦）5g，酸枣仁5g。上药捣碎，与茶叶、蜂蜜共置杯中，加白开水冲泡代茶饮。安神定志，用于神经衰弱等的辅助治疗。

天南星

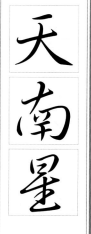

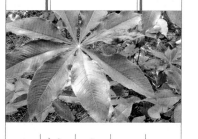

天南星始载于《神农本草经》，名虎掌，列为下品。《名医别录》云："生汉中（今陕西）山谷及宛朐（今山东菏泽），二月、八月采，阴干。"《本草经集注》云："近道亦有，形似半夏，但皆大，四边有子如虎掌。"《新修本草》曰："其苗一茎，茎头一叶，枝丫夹茎，根大者如拳，小者若卵，都似扁柿，四畔有圆牙，看如虎掌，故有此名。"本品有祛风定惊、化痰、散结的功能。化学成分为生物碱类、氨基酸类等。

［别名］ 南星、蛇包谷、山棒子。

［来源］ 为天南星科植物天南星 *Arisaema erubescens* (Wail.)Schott、异叶天南星 *Arisaema heterophyllum* Bl. 的干燥块茎。

［形态］ ①天南星：多年生草本。块茎扁球形。叶1片，从块茎生出，叶片放射状分裂，裂片7～20，披针形。花单性异株，无花被，肉穗花序由叶柄鞘部抽出，具褐色斑纹；佛焰苞绿色、绿紫色或深紫色，背面有白色条纹。肉质花序轴先端有棒状附属器。雄花序长2～2.5 cm；雌花序长2 cm。浆果红色（图

（右侧竖排文字）

天南星始载于神农本草经，名虎掌，列为下品。《名医别录》云："生汉中（今陕西）山谷及宛朐（今山东菏泽），二月、八月采，阴干。"《本草经集注》云："近道亦有，形似半夏，但皆大，四边有子如虎掌。"

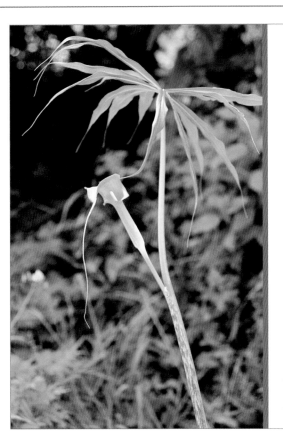

图 27-1 天南星

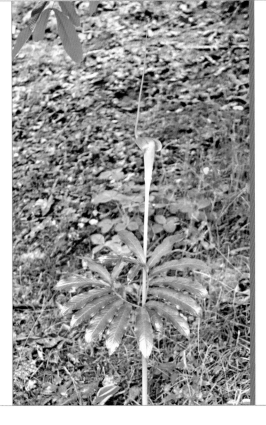

图 27-2 异叶天南星

27-1）。②异叶天南星：多年生草本。块茎近球形，直径 1.5 ～ 4 cm，叶片趾状分裂，裂片 11 ～ 17，通常 13 片，倒披针形或窄长圆形，中部裂片通常比侧裂片短小。雌雄同株或异株，附属器细长，鼠尾状，雄花部分在上。浆果红色（图 27-2）。

[生境分布]　生于路边、沟边草丛中。主产于河南、浙江、安徽、江苏等地。

[性状]　呈扁球形，高 1 ～ 2 cm，直径 1.5 ～ 6.5 cm。表面类白色或淡棕色，较光滑，顶端有凹陷的茎痕，周围有麻点状根痕，有块茎周边有侧芽。质坚硬，断面不平坦，白色，粉性（图 27-3）。饮片：制南星：呈肾形或不规则形切片，长10 ～ 25 mm。外表面黄白色，有外皮者棕褐色，略粗糙。切面类白色，粉性。气微，味微平（图 27-4）。

[性味归经]　本品味苦、辛，温。归肺、肝、脾经，有小毒。

[功效主治]　燥湿化痰，祛风解痉，消肿止痛。用于湿痰、寒痰以及风痰证，痈疽肿痛，毒蛇咬伤。

[用量用法]　煎服，3 ～ 10 g，多制用。外用适量。阴虚燥痰患者及孕妇忌用。

[**附药**] 胆南星　为天南星用牛胆汁拌制而成的加工品。本品味苦、微辛，凉。归肝、胆经。功能清热化痰，息风定惊。主治中风，癫痫，惊风，头风眩晕，痰火咳喘等。煎服，用量 1.5 ～ 6 g（图 27-5）。

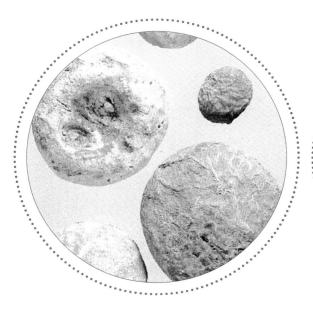

图 27-3　天南星

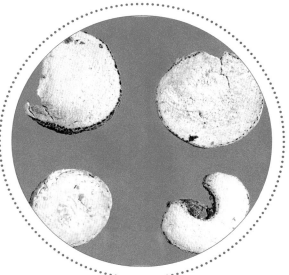

图 27-4　制南星（饮片）

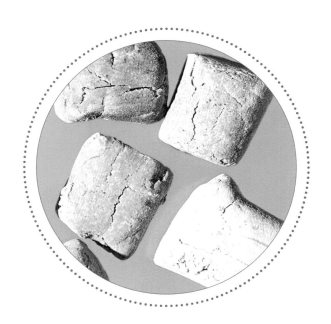

图 27-5　胆南星

西山药库

1. 二天地黄汤：天花粉、天南星、生地黄、蒲公英、川黄连各适量。放入药罐中，加水2 000 ml，煮沸20分钟后去渣取汁，待温后足浴。每次30分钟，每日早晚各1次，每日换药1剂，10日为1个疗程。用于睑腺炎（麦粒肿）。

2. 星姜膏：天南星适量，生姜（取汁）酌量。上药研为细末，生姜自然汁调膏，摊纸上贴之，左歪贴左，右歪贴右，待干即洗。用于中风口眼歪斜。

3. 天南星散：天南星50 g，醋少许。将天南星研末调醋，晚上敷足心，严重的可两足心同时敷。外面用布条包扎，每次敷12小时，连敷3次，即可见效。用于小儿流口水。

4. 天半饮：天南星9 g，半夏9 g，牙皂5 g，赤石脂6 g，瓜蒌仁9 g。水煎2～3次分服，每日3次。用于慢性支气管炎。

5. 肺炎贴：天南星、白芥子各30 g，姜汁适量。天南星、白芥子各研为末，加姜汁调匀成糊状，分别涂布于涌泉穴和中脘穴。待药糊干后即换上新的药糊。每日3～5次，每疗程3～5天。用于老年性肺炎。

6. 天附汤：白附子、天南星各15 g，黑附子3 g，并炮去皮，研为末。每服6 g，水煎服。加生姜5片，每日3次。用于小儿慢惊风，亦用于大人呕吐咳痰。

7. 二生南星敷：生草乌、生白附子、天南星各30 g，生姜40 g，3 cm左右长的葱白7根。生草乌、生白附子和天南星研末。葱白和生姜捣成泥糊，与上述药末混匀，纱布包好，放入碗中隔水蒸20分钟左右，外用。待温度令人耐受时，趁热熨敷患处。每天熨敷3次，每次20～30分钟。用于三叉神经痛。

8. 还童汤：藿香叶、吴茱萸、肉桂、干姜、肉苁蓉各16 g，白附子、蝉蜕、天南星、菟丝子（酒浸一宿另捣末）、沙草根各0.3 g，零陵香1 g。上药粗捣筛，每用16 g，水半碗，煎3～5沸，热洗，以软帛擦干净，热洗时应避风。用于阳痿，腰膝酸软，肢冷畏寒，倦怠等。

9. 地仙酒：牛膝35 g，肉苁蓉35 g，花椒35 g，炮附子35 g，木鳖子50 g，地龙50 g，覆盆子30 g，白附子30 g，菟丝子30 g，赤小豆30 g，天南星30 g，防风30 g，骨碎补30 g，何首乌30 g，草薢30 g，羌活30 g，狗脊30 g，人参20 g，黄芪20 g，炙川乌10 g，白术10 g，茯苓10 g，炙甘草10 g，白酒3 000 ml。捣末，纱布包之，入酒中浸泡60余日，过滤，去渣备用。每日1次，每次5～10 ml，晚间饮用较佳。用于五劳七伤，肾气衰败，精神耗散，行步艰难，饮食无味，耳聋眼花，皮肤枯燥；妇人宫冷无子，下部秽恶，肠风痔漏，吐血便血。

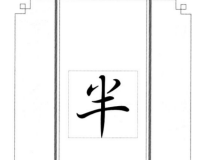

半夏始载于《礼记·月令》曰："五月半夏生。"盖当夏之半也，故名。《神农本草经》又名水玉，列为下品。《名医别录》云："生槐里川谷。五月、八月采根，曝干。"《新修本草》云："半夏，所在皆有。生平泽中者，名羊眼半夏，圆白为胜。"《本草图经》曰："今在处有之，以齐州者为佳。二月生苗，一茎，茎端出三叶，浅绿色，颇似竹叶而光，江南者似芍药叶；根下相重生，上大下小，皮黄肉白；五月、八月内采根，以灰二日，汤洗曝干。一云：五月采者虚小，八月采者实大。"本品有毒，用前须炮制。有燥湿化痰，降逆止呕的功能。化学成分有天冬氨酸、精氨酸、麻黄碱、胆碱、挥发油等。

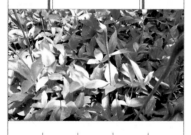

神农本草经又名水玉，列为下品。《名医别录》云：『生槐里川谷。五月、八月采根，曝干。』《新修本草》云：『半夏，所在皆有。生平泽中者，名羊眼半夏，圆白为胜。』

[别名] 三叶半夏、三叶老、三步跳、燕子尾。

[来源] 为天南星科植物半夏 Pinellia ternata (Thunb.) Breit. 的干燥块茎。

[形态] 多年生草本，地下块茎球形或扁球形，生多数须根。叶少数基生，一年生者为单叶，心状箭形，二至三年生者为 3 小叶复叶，小叶椭圆形至披针形，叶柄下部内侧生一白色珠芽；佛焰苞下部细管状，绿色，内部紫黑色。肉穗花序基部一侧与佛焰苞贴生，花序轴先端附属物延伸呈鼠尾状。浆

果熟时红色（图28-1）。

[生境分布] 生山边井边草丛中，我国大部分地区均有。

[性状] 呈类球形，有的稍偏斜，直径1～1.5 cm。表面白色或浅黄色，顶端有凹陷的茎痕，较光滑，断面洁白，富粉性（图28-2）。饮片：制半夏圆形切片，直径8～15 mm。外表淡褐色，可见凹点状棕色根痕。切面类白色，较平坦，粉性。气微，味淡（图28-3）。

[性味归经] 本品味辛，温。归脾、胃、肺经。有毒。

[功效主治] 燥湿化痰，降逆止呕，消痞散结，消肿止痛。用于

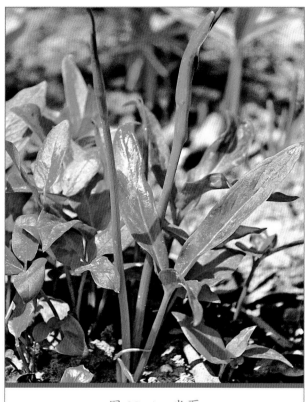

图28-1 半夏

湿痰、寒痰证；胃气上逆之呕吐；心下痞，结胸，梅核气，瘿瘤痰核；痈疽肿毒以及毒蛇咬伤。

[用量用法] 煎服，3～10 g，一般宜制用。外用适量。反乌头。药性温燥，阴虚燥咳，出血证，热痰，燥痰应慎用。

[贮藏] 防霉变。

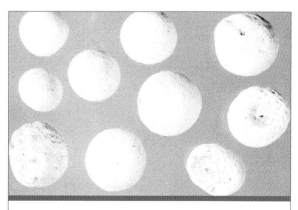

图28-2 半夏

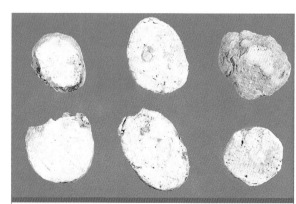

图28-3 制半夏（饮片）

1. 小半夏汤：半夏10 g，生姜5 g。水煎，早晚服用。用于各种胃炎引起的呕吐。

2. 半夏散：半夏（洗）、桂枝（去皮）、甘草（炙）各等份。研细，每次服4 g，每日2次，用白开水调服。用于虚热上炎所致的咽喉肿痛。

3. 半夏桂花萝卜饮：干桂花3 g，白萝卜500 g，半夏10 g。水煎，每日早、中、晚3次服用。用于咳喘痰多。

4. 半夏温脾酒：干姜、甘草、大黄各30 g，人参、制附子各20 g，黄酒1 000 ml。诸药捣碎，和黄酒置于洁净容器中，密封浸泡，5日后过滤去渣取液备用。口服，每日早晚各1次，每次10～20 ml。用于脘腹冷痛，大便秘结或久痢等。

5. 复方半夏酒：制半夏100 g，葱白、生姜、陈皮各250 g，白酒2 000 ml。将前4味晾干、捣碎，和白酒置于洁净容器中，密封浸泡。每日振摇1～2次，15日后，过滤去渣留液。口服，每日3～4次，每次10～15 ml。用于急性呕吐，腹胀不适。

6. 山药半夏汤：生山药30 g（轧细），清半夏30 g，白砂糖适量。半夏用微温水淘洗数次，用小锅煎汤约40分钟，去渣；调入山药细末，再煮二三沸，入白糖溶化即可。每日分2～3次服食。用于脾胃虚弱之呕逆。

7. 三子麻白汤：麻黄、桑白皮、紫苏子、葶苈子、半夏各15 g，干姜9 g，五味子、桔梗各5 g。上述药捣碎，放入药罐中，加水2 000 ml，煮沸20分钟后去渣取汁，待温后足浴。每次30分钟，每日早晚各1次，日换药1剂，10日为1个疗程。用于咳喘。

8. 半夏泻心汤：半夏48 g，干姜36 g，黄芩36 g，黄连12 g，人参36 g，炙甘草36 g。水煎，每日分3次，温服。用于脾不运湿，湿热内阻，升降失调，心下痞，呕吐，下痢，舌尖红，苔薄黄而腻，脉弦数。

9. 止咳浴：紫苏、防风、半夏、茯苓各20 g，陈皮15 g，杏仁、甘草各10 g，白芥子5 g，麻黄3 g。上药加清水适量，煎汁倒入盆内，趁热先熏后洗双手，每日1剂，每日2次，每次20分钟，5日为1个疗程。用于小儿风寒咳嗽。

本草各论

半夏

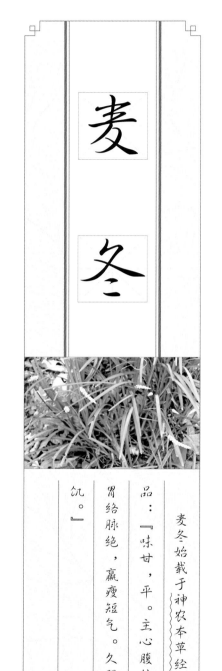

麦冬

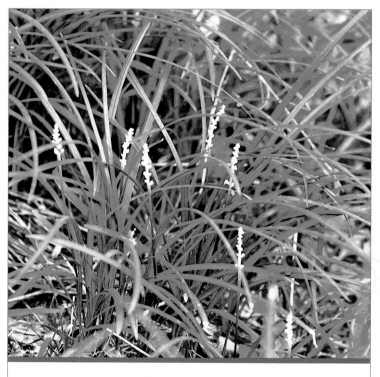

麦冬始载于《神农本草经》，名麦冬，列为上品："味甘，平。主心腹结气，伤中伤饱胃络脉绝，羸瘦短气。久服轻身、不老、不饥。"李时珍在《本草纲目》中曰："四月初采根，于黑壤肥沙地栽之……其叶似韭而多纵纹且坚韧为异。"又曰："古人惟用野生者，后世所用多是种莳而成。"其有养阴，生津，润肺，止咳作用。其化学成分为多种甾体皂苷：麦冬皂苷 A、B、B′、C、C′、D、D′。

图 29-1　麦冬

麦冬始载于神农本草经，名麦冬，列为上品："味甘，平。主心腹结气，伤中，伤饱胃络脉绝，羸瘦短气。久服轻身、不老、不饥。"

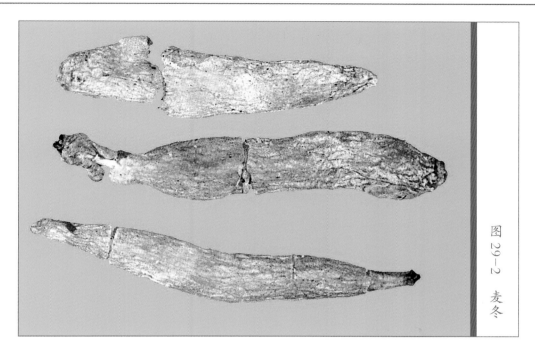

图 29-2 麦冬

［别名］　麦冬、寸冬、细叶麦冬、杭麦冬、川麦冬。

［来源］　为百合科植物麦冬 *Ophiopogon japonicus* (L.f.)Ker-Gawl.的干燥块根。

［形态］　多年生草本。根状茎粗短，有细长匍匐茎，其上具膜质鳞片；须根细长，先端或中部常膨大成纺锤形的肉质块根。叶基生成丛，长条形，长 15 ～ 30 cm，宽 2 ～ 4 mm，两面光滑无毛，暗绿色。花葶从叶丛中生出，短于叶；总状花序顶生，长 2 ～ 4 cm，具 8 ～ 10 朵花，常 1 ～ 3 朵聚生；花被片 6，淡紫色或白色，稍下垂；雄蕊 6；子房半下位，花柱长约 4 mm。果实球形，熟时蓝黑色（图 29-1）。

［生境分布］　生于山林下，山沟溪旁及山坡草丛中。全国大部分地区有野生。

［性状］　呈压扁的纺锤形块片。表面黄白色或淡黄色，有细皱纹和裂纹，开裂出可见细木心。质柔软，断面半透明。气微，味微甜（图 29-2）。

［性味归经］　本品味甘、微苦，微寒。归心、肺、胃经。

［功效主治］　养阴润肺，益胃生津，清心除烦。用于肺阴虚燥咳痰黏；胃阴虚口渴舌干；热扰心营，心烦身热，阴虚虚烦不眠。

［用量用法］　煎服，10 ～ 15 g。

［贮藏］　防霉变。

1. 双冬饮：麦冬、天冬各500 g，蜂蜜250 g熬膏，每服9～15 g，每日2次，用温水服用，用于咳嗽，咽痛，音哑。

2. 胃炎饮：麦冬、党参、北沙参、玉竹、天花粉各15 g，甘草5 g，乌梅、知母、甘草各5 g，水煎，早晚服用。治疗萎缩性胃炎。

3. 降糖饮：麦冬、党参、知母各9 g，竹叶、天花粉各15 g，生地、葛根、茯神各6 g，五味子、甘草各3 g。水煎，早晚服用。用于糖尿病。

4. 肺胃饮：麦冬12 g、半夏、人参、粳米、大枣各9 g；甘草6 g。水煎，早晚服用。治疗肺胃阴伤。

5. 苍麦饮：苍术15 g，麦冬15 g。苍术、麦冬共研粗末，沸水冲泡代茶饮用，不拘时，1日1剂。用于糖尿病合并心律失常（尤宜窦性心动过速）的患者。

6. 玉竹麦冬茶：玉竹、麦冬、百合、石斛各15 g。按用量比例加7倍量，研成粗末。每次用60 g，放保温瓶中，冲入半瓶沸水，旋紧瓶塞，10～20分钟后，代茶随意饮用。用于白喉初愈，减轻心肌炎及末梢神经麻痹的症状。

7. 人参固本茶：天冬12 g，麦冬12 g，生地黄12 g，人参6 g，蜜蜂适量。前味药研成粗末，人参切片，共放入杯中，用沸水冲泡20分钟，加入适量的蜂蜜即可。每日1剂，代茶频服。用于劳伤虚损，厌食，倦怠。

8. 麦冬薏苡仁粥：麦冬、生地黄各15 g，薏苡仁30 g，大米100 g。将麦冬、生地黄放入砂锅中，加适量水煎煮30分钟取药汁；薏苡仁、大米洗净入砂锅，加清水熬煮成粥，倒入药汁，稍煮即可。用作早餐食用，每日1剂。用于潮热，盗汗，大便燥结，习惯性便秘者。

9. 麦冬白术饮：麦冬10 g，白术5 g。放入锅中，加适量水大火煮沸，改用小火煎煮40分钟，滤渣取汁。温服，每日1剂。用于改善食欲不振，咽干舌燥，习惯性便秘以及小儿厌食等。

10. 沙麦粥：沙参20 g，麦冬15 g，粳米100 g，冰糖6 g。将沙参、麦冬洗净，沙参切片，入锅中煎取汁；粳米与药汁同煮成稀粥，加冰糖，趁热食之。用于干咳少痰，或久咳无痰，咽干，口渴等。

11. 山楂麦冬酒：山楂片50 g，麦冬30 g，低度白酒1 000 ml。置于洁净容器内，密封，浸泡。每日摇动1～2次，7日后过滤去渣取液饮用，边饮边添加白酒（约再添500 ml）。口服，每日1次，每次10～15 ml。用于高脂血症。

12. 地龙麦冬汤：地龙、人参、麦冬、五味子、乌梅各30 g，甘草10 g。将上述诸药加适量水煎。每日1剂，分2次口服。用于肺气肿。

13. 银花生地麦冬茶：金银花30 g，生地黄20 g，麦冬20 g。将药放入茶杯内，冲入沸水，焖盖20分钟，当茶饮之，每日数次。用于急性扁桃体炎。

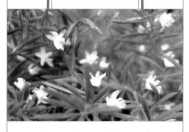

天冬

天冬始载于《神农本草经》，名天门冬，列为上品。《名医别录》云："生山谷。"《本草经集注》引《桐君药录》云："叶有刺，蔓生，五月花白，十月实黑，根连数十枚。"有养阴润燥，清肺生津的作用。《新修本草》云："此有二种，苗有刺而涩者，无刺而滑者，俱是门冬。"《本草图经》曰："春生藤蔓，大如钗股，高至丈余。叶如茴香，极尖细而疏滑，有逆刺，亦有涩而无刺者，其叶如丝杉而细散，皆名天门冬。夏生白花，亦有黄色者，秋结黑子在其根枝旁。入伏后无花，暗结子。其根白或黄紫色，大如手指，长二三寸，大者为胜，颇与百部根相类，然圆实而长，一二十枚同撮。"化学成分为天冬酰胺、多种氨基酸等。

［别名］　明天冬、天门冬、多仔婆。

［来源］　为百合科植物天冬 *Asparagus cochinchinensis* (Lour.) Merr. 的干燥块根。

［形态］　多年生攀援草本。全体光滑无毛。根稍肉质，在中部或近末端呈纺锤状膨大。茎长可达 1～2 m，分枝具棱或翅，叶状枝常 3 枚成簇。叶鳞

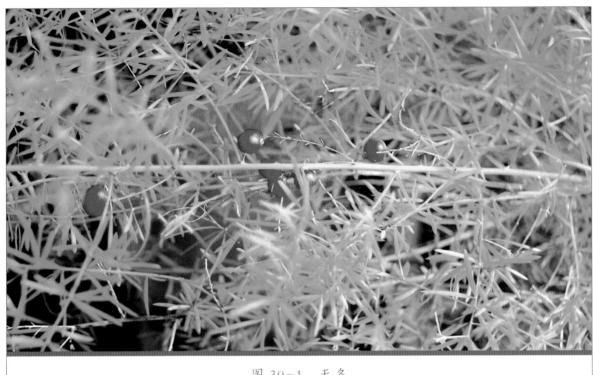

图 30-1　天冬

片状，基部具硬刺。花小，淡绿色，通常每 2 朵腋生，下垂，单性，雌雄异株。浆果球形，成熟时红色（图 30-1）。

[**生境分布**]　生于阴湿的山野山林边、山坡草丛中或丘陵地带灌木丛中，分布于华东、西南各地。

[**性状**]　呈长纺锤形，略弯曲，长 5 ～ 18 cm，直径 0.5 ～ 2 cm。表面黄白色至淡黄棕色，半透明，光滑或具深浅不等纵皱纹，偶有残存的灰棕色外皮。质硬或柔润，有黏性（图 30-2）。饮片：呈类圆形成不规则切片，直径 5 ～ 15 mm。外表淡黄色或淡黄棕色，具纵沟纹。切面透明，角质状，中央有小环纹或细木心。质韧，略黏。气微，味微甜而后微苦（图 30-3）。

[**性味归经**]　本品味甘、苦，寒。归肺、肾经。

[**功效主治**]　清肺降火，滋阴润燥。用于燥咳痰黏，阴虚潮热盗汗；热病津伤口渴，消渴，津亏肠燥便秘。

[**用量用法**]　煎服，10 ～ 15 g。

[**贮藏**]　防湿、防蛀。

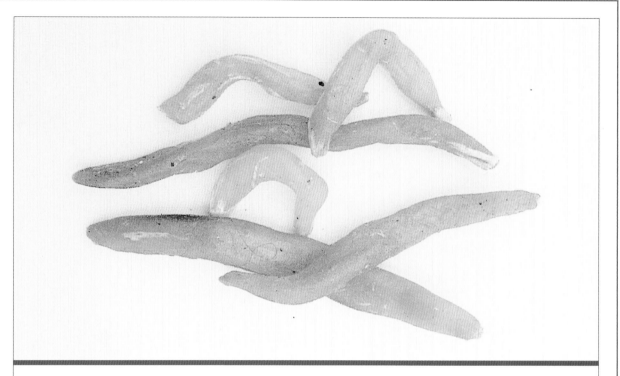

图 30-2　天冬

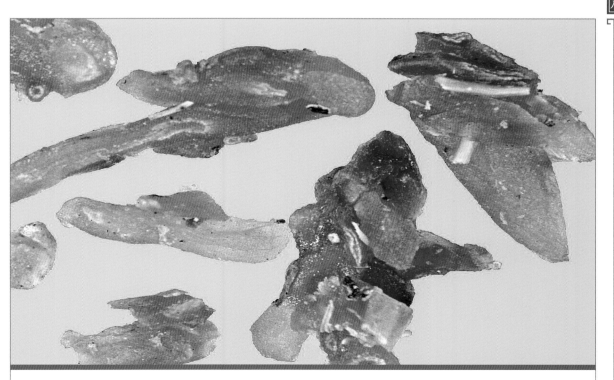

图 30-3　天冬（饮片）

1．二冬二母茶：麦冬、天冬、知母各6 g，川贝母适量。先将川贝母研末，前三味共置保温杯中，用沸水冲泡，盖焖15分钟。分2～3次饮用，同时吞服川贝粉3 g，每日1剂。用于肺虚燥热，咳嗽喘逆，咽燥口干，痰黏不能咳出。

2．天冬红糖茶：天冬30 g，红糖适量。天冬加清水2碗煎成1碗，加入适量红糖煮开。温服，每日1次，连服4次。用于妇女乳腺小叶增生症及预防乳腺癌。

3．天冬米酒：天冬150 g，米酒500 ml。天冬切薄片，与米酒装入酒坛，浸泡2周（每3天搅拌1次）即成。随量饮之。用于阴虚发热，咳嗽咯血，肺痈，咽喉肿痛，消渴，便秘等。

4．天冬酒：天冬40 g，高粱酒500 ml。天冬剖去心，与水300 ml入砂锅煎煮，40分钟后滤汁，兑入高粱酒，装瓶密封。每日1次，每次饮服10～30 ml，以午后服饮为宜。用于劳咳咯血，口燥咽红，便秘，肢体肌肉酸痛麻木。

5．天冬粥：天冬10 g，大米60 g，冰糖适量。天冬放入砂锅，加清水煎煮2小时，滤汁，放入大米、冰糖，熬煮至米烂粥稠即可。每日1剂，早晚分服。用于退热，止咳，润燥，益气等，善治干咳，咯血，胸痛，便秘，潮热，盗汗，消渴等。

6．延寿酒：黄精900 g，天冬700 g，苍术900 g，松针1.4 kg，枸杞子1.2 kg，酒5 kg。上药煎煮2小时，滤汁加酒拌匀。空腹饮20 ml。每晚一次。用于肝肾亏虚，精血不足等虚证。

7．一味天冬酒：天冬60～80 g，白酒500 ml。将天冬切片，和白酒置于洁净容器中，密封浸泡。15日后过滤去渣取液，每晚1次，每次饮20 ml。用于阴虚内热，口渴，肺热燥咳以及阴伤消渴等。

8．二冬茶：麦冬5 g，天冬5 g，罗汉果1枚。放入茶杯中，开水浸泡后饮用。用于老年人口燥咽干，干咳少痰，慢性咽炎等。

9．天冬黄酒方：新鲜天冬50 g，黄酒适量。取新鲜天冬用榨汁机绞榨取汁，加适量黄酒冲服。口服，每日1～2次。用于乳腺结节或乳腺癌属痰瘀热结者。

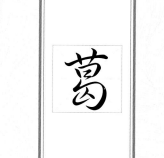

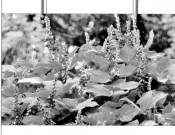

葛根始载于《神农本草经》，列为中品。《本草图经》曰："春生苗，引藤蔓，长一二丈，紫色。叶颇似楸叶而青。七月着花，似豌豆花，不结实。根形如手臂，紫黑色。五月五日午时采根，曝干。以入土深者为佳。今人多以作粉食之，甚益人。"《本草纲目》李时珍曰："葛有野生，有家种。其蔓延长，取治可作。其根外紫内白，长者七八尺。其叶有三尖，如枫叶而长，面青背淡。其花成穗，累累相缀，红紫色。"葛根有解表退热，生津止渴，止泻功能。其化学成分为黄豆苷元、葛根素等。

[别名]　葛藤、粉葛、干葛。

[来源]　为豆科植物野葛 *Pueraria lobata* (Willd.) Ohwi 或甘葛藤 *Puerania thomsonii* Benth. 的干燥根。

[形态]　①野葛：多年生草质藤本，根圆柱状，肥厚，纤维性强。植株全体密生棕色粗毛。茎基部粗壮，上部多分枝，叶互生有长柄，小叶，顶生小叶棱状卵形，侧生小叶宽卵形；托叶盾形，小托叶针状。总状花序腋生；花冠蝶形（图31-1），紫红色。

荚果条形。②甘葛藤：茎枝生褐色短毛并杂有侧生的长硬毛。托叶披针状长椭圆形。花萼的裂齿远比萼筒为长，根内部色白粉重，纤维性较弱（图31-2）。

[生境分布]　生于路旁、山坡草丛或灌木丛中。我国大部地区多有分布。

[性状]　呈方块形或不规则形的切片。外表灰褐色至灰棕色，有的外皮已除去，切面灰白色或灰黄色，有褐色环纹，大部可见多数细孔。质韧，强纤维或粉性。气微，味微甜（图31-3）。

[性味归经]　本品味甘、辛、凉。归脾、胃经。

[功效主治]　解肌退热，生津，透疹，升阳止泻。用于外感发热，头痛项强；热病口渴，消渴；麻疹透发不畅；湿热泻痢，脾虚泄泻。

[用量用法]　煎服，9～15 g。

[贮藏]　防霉、防蛀。

[附药]　葛花　为葛的未开放花蕾。本品味甘，平。善解酒毒，醒脾和胃。主要用于饮酒过度之头痛头昏，烦渴呕吐，胸膈饱胀等，用量3～15 g（图31-4）。

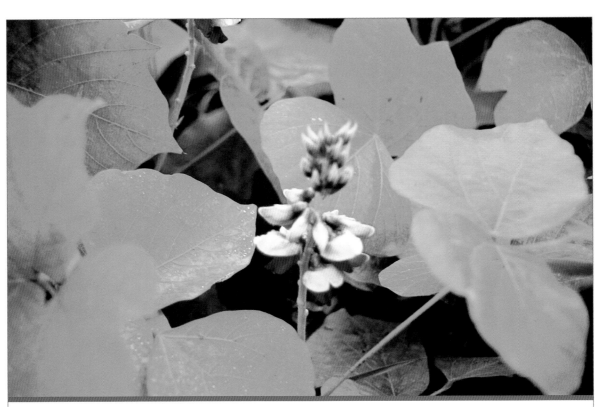

图31-1　野葛

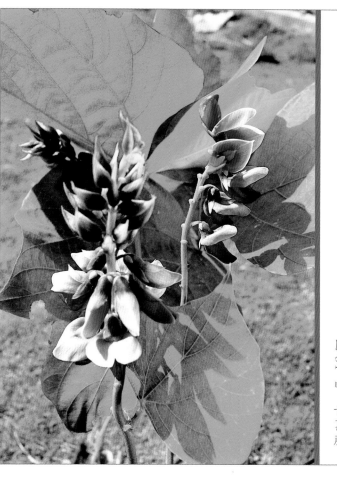

图 31-2 甘葛藤

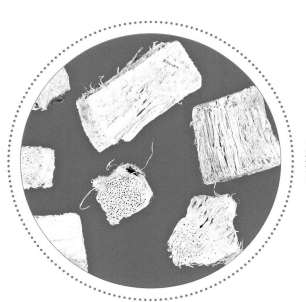

图 31-3 葛根

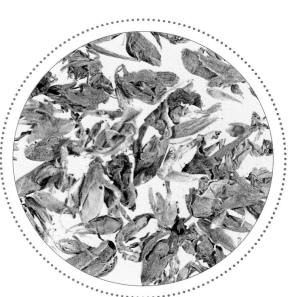

图 31-4 葛花

1. 葛根散：甘草、干葛花、葛根、缩砂仁、贯众各等份。上药共为粗末，水煎，去滓服。每用9～15 g。用于饮酒过量，酒毒内蕴者。

2. 葛根粳米粥：葛根30 g，粳米60 g。煮粥，早晚服食。用于糖尿病多饮，口渴喜饮，随饮随渴，小便多，食量如常者。

3. 葛根麦冬粥：鲜葛根50 g，粳米60 g，沙参20 g，麦冬25 g，冰糖适量。将葛根切片，与沙参、麦冬经水磨后澄取淀粉，晒干备用；煮锅上火，取葛根、沙参、麦冬粉30 g和粳米60 g，加清水、冰糖，用中火煮成稀粥，候温后食用，每日1次。用于高血压，头痛，眩晕等。

4. 葛根茶：葛根3～5 g，冰糖适量。放入杯中，冲入适量沸水，加盖焖15～20分钟即可。用于维护肌肤润泽，具有延缓老化，去疤除疣的美肤作用。

5. 丹参葛根茯苓茶：丹参15 g，葛根13 g，茯苓6 g，甘草3 g。捣成粗末，装入药袋中，置入保温瓶，冲入沸水，盖好瓶盖，焖泡20～30分钟即可饮用，代茶饮。用于表现为心胸闷痛引发肩背疼痛的冠心病患者。

6. 葛根菊花调：葛根30 g，菊花15 g，生白芍24 g，柴胡12 g，生甘草9 g。水煎取药液再加红糖30 g调味。一次服下，服药后卧床休息1小时后出微汗，每日1剂，一般服药2～4次即愈。用于落枕。

7. 升麻葛根茶：升麻5 g，葛根3 g，白芍3 g，甘草3 g，绿茶3 g。用300 ml开水冲泡后饮用。代茶饮，也可用前3味的煎煮液，冲泡甘草、绿茶饮用。用于外感风热发烧，头痛，肢体痛，疱疹发而不透。

8. 续断葛根酒：续断25 g，骨碎补、鸡血藤、威灵仙各20 g，川牛膝、鹿角霜、泽兰叶各15 g，当归、葛根各10 g，白酒1 000 ml。研粗末，装入纱布袋和白酒一同置于容器中，密封浸泡。14日后压榨取液，与药酒混合，静置过滤，取液装瓶备用。口服，日服2次，每次服20 ml。用于颈椎病。

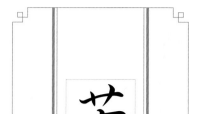

苦参始载于《神农本草经》，列为中品。《本草经集注》云："叶极似槐树，故有槐名。花黄，子作荚，根味至苦恶。"《本草图经》曰："今近道处处皆有之。其根黄色，长五七寸许，两指粗细。三五茎并生，苗高三四尺以来。叶碎，青色，极似槐叶，故有水槐名。春生冬凋，其花黄白，七月结实，如小豆子。"李时珍曰："七八月结角如萝卜子，角内有子二三粒，如小豆而坚。"其有清热利尿，燥湿杀虫功能。根中含苦参碱等。

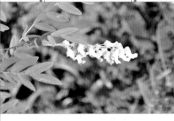

[别名] 野槐、苦骨、山槐子。

[来源] 为豆科植物苦参 *Sophora flavescens* Ait. 的干燥根。

[形态] 落叶灌木。根圆柱形，外皮黄色，味苦，气刺鼻。小枝绿色，幼时有柔毛。单数羽状复叶互生，小叶 25 ～ 29 片，披针形至条状披针形，先端渐尖，基部圆形，下面密生平贴柔毛。总状花序顶生；苞片线形；萼钟状；花冠淡黄色，蝶形。荚果线形，于种子间微缢缩，先端有长喙。种子 1 ～ 5 粒（图 32－1）。

曰："今近道处处皆有之。其根黄色，长五七寸许，两指粗细。"《本草图经》

名。花黄，子作荚，根味至苦恶。"本草经集注云："叶极似槐树，故有槐

[生境分布]　生于山坡、灌木丛及河岸沙地。我国多省区均有分布。

[性状]　呈长圆柱形，下部常有分枝，长 10 ～ 30 cm，直径 1 ～ 2 cm。表面灰棕色或棕黄色，具纵皱纹及横长皮孔。外皮薄，多破裂反卷。光滑，不易折断，纤维性，切面黄白色，具放射状纹理（图 32-2）。饮片：呈类圆形切片，直径 10 ～ 20 mm。外皮黄褐色，常反卷，易脱落，切面黄白色，具放射状纹理和裂隙，环纹明显，皮木常开裂分离。质硬，纤维性。气微，味极苦（图 32-3）。

[性味归经]　本品味苦，寒。归心、肝、胃、大肠、膀胱经。

[功效主治]　清热燥湿，祛风杀虫，利尿。用于湿热黄疸，泻痢，带下，阴痒；皮肤瘙痒，疥癣，麻风；湿热蕴结膀胱，小便涩痛不利。

[用量用法]　煎服，3 ～ 10 g。外用适量。反藜芦。

[贮藏]　防湿。

[附注]　本品可诱发氮质血症，有胃肠道刺激症状，过量可致头昏，耳鸣，手指发麻等反应。

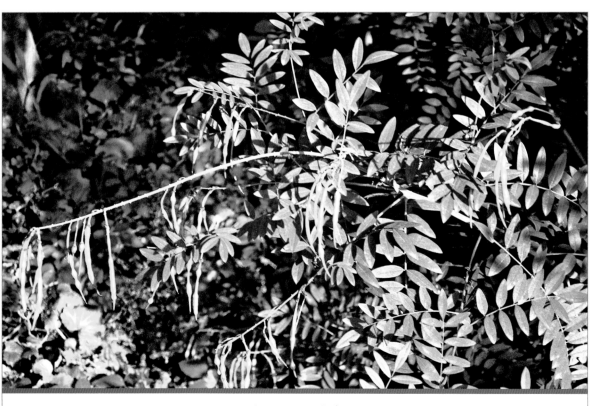

图 32-1　苦参

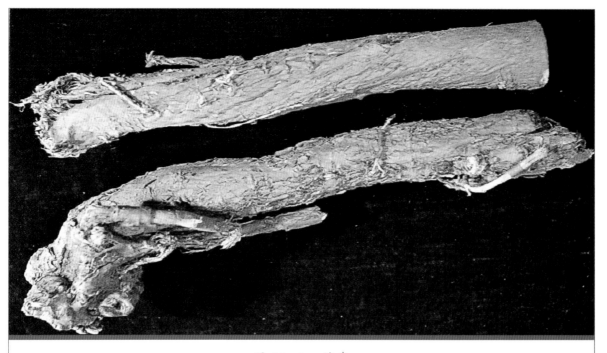

图 32-2 苦参

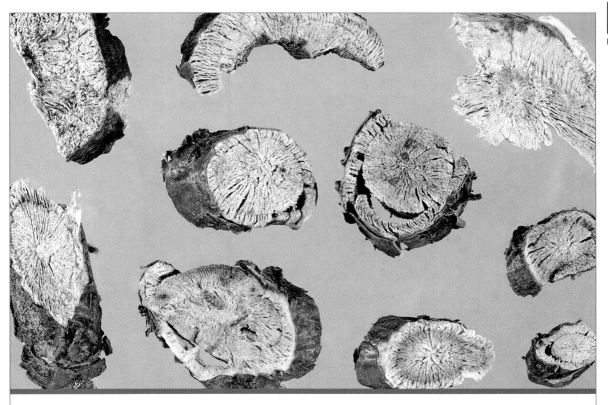

图 32-3 苦参(饮片)

1. 苦参汤：苦参30 g，丹参、酸枣仁各20 g，炙甘草、黄连各5 g。上药捣碎，加水2 000 ml，煮沸20分钟后去渣取汁，待温后足浴，每次30分钟，每日早晚各1次，每日换药1剂，10日为1个疗程。用于心动过速。

2. 首乌苦参汤：生何首乌、苦参、当归各50 g，白醋500 ml。将前3味放入白醋中浸泡10分钟，加水1 500 ml，煮沸20分钟，去渣取汁，将适量倒入碗中，用消毒棉签蘸药液外搽患处；其余药液待温后足浴，每次30分钟。每日早晚各1次，每日换药1剂，10日为1个疗程。用于痤疮。

3. 苦参仙鹤草汤：苦参30 g，仙鹤草100 g。清水浸泡20分钟，加水2 000 ml煎汤，煮沸20分钟后去渣取汁，待温后足浴。每次30分钟，每日早晚各1次，每日换药1剂，3～5日为1个疗程。用于慢性结肠炎所致的腹泻。

4. 苦参药酒汤：苦参50 g，高度优质白酒500 ml。苦参放入白酒中密封浸泡7日，用消毒棉签蘸药液早晚外搽患处；再取60 ml药液兑热水2 000 ml，待温后足浴。每次30分钟，每日2次，每日换药1剂，7日为1个疗程。用于湿疹。

5. 苦参徐长卿汤：苦参、徐长卿各100 g，75％酒精500 ml。浸泡7日。先用消毒棉签蘸药液早晚外搽患处；再取60 ml药液兑热水2 000 ml，待温后足浴。每次30分钟，每日1次，每日换药1剂，7日为1个疗程。用于神经性皮炎。

6. 苦参茶：苦参、茶叶各等份。各取100 g研成粗末，每次用取20 g，放保温瓶中，冲入半瓶沸水，旋紧瓶塞，10～20分钟或以后代茶饮用。用于癫狂痫，心律失常者。

7. 苦参止痒茶：苦参10 g，野菊花12 g，生地黄10 g。上药共研粗末，冲入沸水，加盖焖20分钟后，代茶饮用，每日1剂。用于痒疹属湿热夹血热证者。

8. 苦参酒：苦参100 g，白酒500 ml。将苦参切细，放入白酒中，密封浸泡1个月即可饮用。每日2次，每次20 ml。用于疮疹，癫疾，手足肿等。

9. 白鲜苦参酒：白鲜皮、苦参各150 g，白酒500 ml。前2味切碎加白酒，密封，浸泡3日后去渣即可饮用。每日3次，每次10 ml。用于湿疹，疥疮，老年慢性气管炎等。

10. 苦参消痔酒：苦参、蒲公英、土茯苓各30 g，黄酒300 ml。前3味加黄酒和水，煎至150 ml，过滤去渣取液，备用。口服，每日3次，每次服100 ml。用于痔疮肿痛。

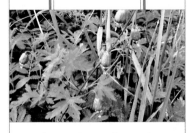

南沙参始载于《神农本草经》，列为上品。《本草纲目》载："沙参处处山原有之，二月出苗，叶如初生小葵叶，而团扁不光，八、九月抽茎，高一、二尺。茎上之叶，则尖长如枸杞叶，而小有细齿，秋月叶间开小紫花……其根生沙地者，长尺余……根茎皆有白汁。"根据《本草纲目》上的附图后文字描述，所谓沙参多数地区均用南沙参。本品有养阴清肺，生津化痰功能，化学成分为皂苷及植物甾醇。

[别名]　泡参、泡沙参。

[来源]　为桔梗植物轮叶沙参 *Adenophora tetraphylla* (Thunb.)Fisch. 或杏叶沙参 *Adenophora stricta* Miq. 的干燥根。

[形态]　①轮叶沙参：多年生草本。有白色乳汁。茎高大，可达 1.5 m。茎生叶 3 ～ 6 枚，轮生，叶片卵圆形至线状披针形，边缘有锯齿。聚伞花序，大多集成数轮，成窄而长的圆锥状；花萼筒部倒圆锥状；花冠坛状钟形，蓝色或蓝紫色，雄蕊 5；子房上部具肉质花盘。蒴果球形、圆锥形或卵状圆锥形。种子黄棕色（图 33-1）。②杏叶沙参：茎生叶互生，形如杏叶，叶片卵形或窄卵形。花为总状花序，略有分枝，花钟形，长宽几相等（图 33-2）。

南沙参

本草各论

西山药库

119

南沙参始载于《神农本草经》，列为上品。《本草纲目》载："沙参处处山原有之，二月出苗，叶如初生小葵叶，而团扁不光，八、九月抽茎，高一、二尺。茎上之叶，则尖长如枸杞叶，而小有细齿，秋月叶间开小紫花。"

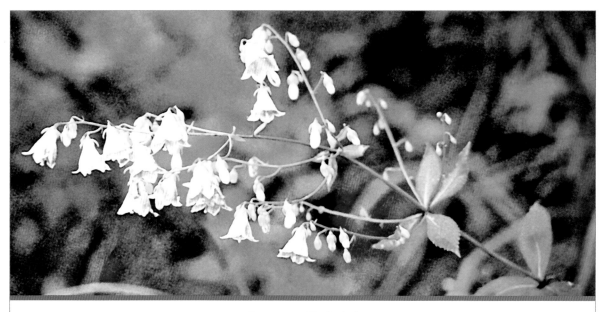

图 33-1　轮叶沙参

[**生境分布**]　生于山野阴坡草丛中，林边或路边。分布于安徽、山东、浙江等地。

[**性状**]　呈圆锥形或圆柱形，略弯曲，长 7 ～ 27 cm，直径 0.8 ～ 3 cm。表面黄白色或淡棕黄色，凹陷处常有残留粗皮，上部多有深陷横纹，呈断续的环状，下部有纵纹及纵沟。顶端具 1 或 2 个根茎。质松泡，易折断。断面不平坦，黄白色，多裂隙（图 33-3）。饮片：类圆形或不成规则形的切片，直径 5 ～ 25 mm。外表面灰黄色，较粗糙，切面黄白色，有纵横交错的花纹及裂痕。质松。气微，味甘淡（图 33-4）。

[**性味归经**]　本品味甘，微寒。归肺、胃经。

[**功效主治**]　清肺养阴，益胃生津。用于肺阴虚燥咳少痰或痰黏难出；胃阴耗伤，津少口渴。

[**用量用法**]　煎服，10 ～ 15 g。

[**贮藏**]　置阴冷干燥处。

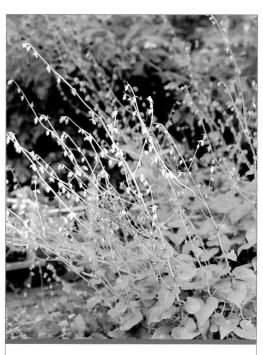

图 33-2　杏叶沙参

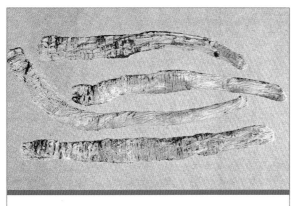

图 33-3　南沙参

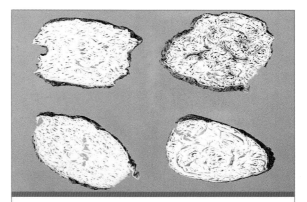

图 33-4　南沙参（饮片）

养生保健及常用配方

1. 沙参贝母饮：南沙参20 g，贝母5 g。水煎，早晚服用。用于老年人燥咳，日久不愈。

2. 沙参半夏饮：南沙参25 g，法半夏10 g。水煎，早晚服用。用于久咳肺痿，咳吐涎沫。

3. 南沙参冰糖煎：南沙参25 g，冰糖15 g。水煎，早晚服用。用于肺热咳嗽。

4. 南沙参煮蛋：南沙参15～60 g，鸡蛋2个。以上材料共煮，饮汤食蛋。用于虚火牙痛。

5. 沙参玉竹猪肺汤：猪肺600 g，南沙参15 g，玉竹15 g，大葱25 g，食盐3 g。沙参、玉竹用纱布包起来，猪肺同沙参、玉竹、葱(切段)放入砂锅，注入清水2 000 ml，武火烧沸后，用文火炖约1.5小时，食时加食盐调味。随时服用。用于肺胃阴虚的燥咳，咽干少津，大便燥结等。

6. 银耳沙参粥：银耳10 g，南沙参15 g，粳米100 g，白糖适量。粳米放于砂锅，注入清水1 000 ml，大火烧开后，再将银耳、南沙参切碎放入，小火慢熬成粥，下白糖，调匀。早晚服用。适用于阴虚燥热干咳，少痰，口渴。

7. 代茶方：连翘、南沙参各12 g，桔梗、荆芥、诃子各6 g，细辛3 g，辛夷9 g（纱布包），银花9 g，煎汤代茶。用于鼻塞，流涕，口干，喉部不适者。

8. 枇杷薏苡仁南沙参粥：鲜枇杷果肉50 g，薏苡仁100 g，枇杷叶15 g，南沙参15 g。枇杷叶、南沙参切碎，加水煎煮至水沸后20分钟，取渣，加入薏苡仁煮粥。枇杷果肉切丁放入粥中，搅匀即可。每日1剂，连服7～10日。用于痤疮属于肺经风热者。

本草各论

南沙参

121

鱼腥草

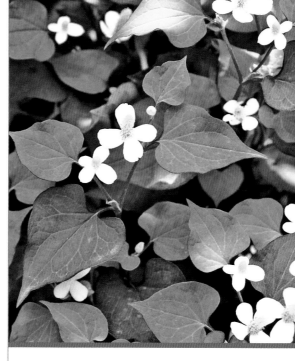

鱼腥草别名蕺，蕺菜。始载于《名医别录》。《新修本草》云："此物叶似荞麦，肥地亦能蔓生。茎紫赤色，多生湿地、山谷阴处。山南江左人好生食之。"《蜀本草》云："茎叶俱紫赤，英有臭气。"李时珍曰"其叶腥气，故俗呼为鱼腥草。"有清热解毒，利尿消肿功能。含有鱼腥草素、挥发油、蕺菜碱等。

新修本草云："此物叶似荞麦，肥地亦能蔓生。茎紫赤色，多生湿地、山谷阴处。山南江左人好生食之。"

鱼腥草别名蕺，蕺菜。始载于名医别录。

图 34-1　鱼腥草

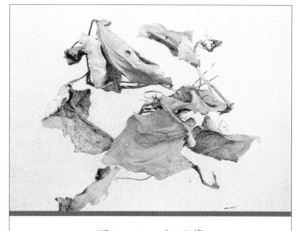

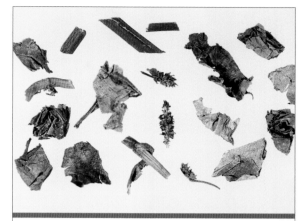

图 34-2　鱼腥草 　　　　　　　　　　　图 34-3　鱼腥草 (饮片)

[别名]　侧耳根、臭草、猪鼻孔、臭荞麦。

[来源]　为三白草科植物蕺菜 *Houttuynia cordata* Thunb. 的新鲜全草或干燥地上部分。

[形态]　多年生草本，有鱼腥臭。根茎横走。叶互生，心形或宽卵形，有细腺点，两面脉上有柔毛，下面常紫红色；托叶膜质，条形，下部常与叶柄合生成鞘状。穗状花序生于茎上部，与叶对生，基部有花瓣状苞片 4 片，白色；花小，无花被，仅有一线状小苞。雄蕊 3；雌蕊由 3 个下部合生心皮组成。蒴果卵圆形，顶端开裂（图 34-1）。

[生境分布]　生于背阴山地、林边、田埂及洼地草丛中。分布于长江以南各地。

[性状]　茎呈扁柱形，扭曲，长 20 ～ 35 cm，直径 0.2 ～ 0.3 cm。表面棕黄色，具纵棱数条，节明显，下部节有残存的须根，质脆，易折断。叶互生，卷折皱缩，展平后呈心形，全缘，上表面暗黄色，下表面灰绿色，叶柄细长，穗状花序顶生，黄棕色。搓碎后有鱼腥味（图 34-2）。饮片：茎呈圆柱形，扁缩，直径 1.5 ～ 3 mm。棕黄色至棕色，有纵棱，叶皱缩，已切断，暗绿色至褐绿色。花序穗，长约 10 mm。基部有总苞片 4 枚，淡棕黄色。气微，似鱼腥，味微涩（图 34-3）。

[性味归经]　本品味辛，微寒。归肺经。

[功效主治]　清热解毒，排脓消痈，利尿。用于肺痈咳吐脓血，肺热咳嗽，热

毒疮疡，热淋，小便涩痛。

[用量用法]　煎服，15～30 g。外用适量。含挥发油成分，不宜久煎。

[贮藏]　防潮湿、霉变。

养生保健及常用配方

1. 鱼腥草紫苏叶绿豆粥：鱼腥草40 g，紫苏叶10 g，绿豆60 g，粳米60 g，冰糖25 g。鱼腥草和紫苏叶加水没过药面约6 cm，水沸后煎煮15～20分钟，取汁与绿豆、粳米煮成粥，加入冰糖即可。每日或隔日1剂。用于百日咳杆菌所致的急性呼吸道传染病。

2. 鱼腥草养生粥：鱼腥草30 g，黑豆50 g，粳米120 g。鱼腥草小火煎煮8分钟，取汁与黑豆、粳米混和，先用大火煮沸后用小火熬煮120～150分钟。每日1剂。用于清热解毒，利尿除湿。

3. 鱼腥草大枣茶：鱼腥草50 g，红枣15～20枚，桂圆4～5粒。鱼腥草、红枣洗净，桂圆去外壳，砂锅中倒水，放入材料大火煮开后，转小火煮约20分钟即可。热饮，每日1剂。用于消炎解毒，滋阴润肺以及过敏体质者。

4. 凉拌鱼腥草：鱼腥草250 g。将鱼腥草去杂洗净，切成段，再用盐水泡几分钟，放精盐、花椒粉等调味拌匀即可。每日1剂。用于上呼吸道感染，肺脓肿，尿路炎症，乳腺炎等。

5. 鱼腥草炒鸡蛋：鱼腥草150 g，鸡蛋4只。锅内油烧热，投入葱花煸香，放入鱼腥草煸炒几下，倒入鸡蛋一起煸炒至成块，加入适量水和盐，炒至鸡蛋熟而入味即成。每日1剂。用于肺炎，肺脓肿，痈肿，虚劳出血等。

6. 鱼腥草山楂粥：鱼腥草60 g，山楂6 g，粳米100 g。将鱼腥草、山楂入锅内，加适量水煎成汤剂煮成粥，然后以汤代水，把粳米熬熟即可。每日1剂。用于痢疾，消化不良等。

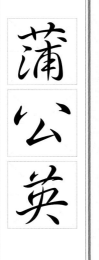

蒲公英

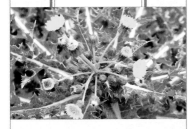

西山药库

本草图经云："今处处平泽田园中皆有之，春初生苗，叶如苦苣，有细刺，中心抽一茎，茎端出一花，色黄如金钱，断其茎有白汁出，人亦啖之。俗呼为蒲公英。"

蒲公英别名蒲公草，始载于《新修本草》，云："叶似苦苣，花黄，断有白汁，人皆啖之。"《本草图经》云："今处处平泽田园中皆有之，春初生苗，叶如苦苣，有细刺，中心抽一茎，茎端出一花，色黄如金钱，断其茎有白汁出，人亦啖之。俗呼为蒲公英。"《本草衍义》曰："蒲公草，今地丁也，四时常有花，花罢飞絮，絮中有子，落处即生，所以庭院间亦有者，盖因风而来也。"《本草纲目》云："地丁，江之南北颇多，他处亦有之，岭南绝无。小科布地，四散而生，茎、叶、花、絮并似苦苣，但小耳。嫩苗可食。"有清热解毒，利尿散结功能。其含有蒲公英固醇、蒲公英素等。

[别名] 黄花地丁、婆婆丁。

[来源] 为菊科植物蒲公英 *Taraxacum mongolicum* Hand-Mazz. 的干燥全草。

[形态] 多年生草本。含白色乳汁，全体被白色疏柔毛。根垂直。叶基生，莲座状平展，长圆状倒披针形或倒披针形，羽状深裂，侧裂片长圆状披针形或三角形，顶裂片戟状长圆形。花葶数个，与叶片等长，上端被密蛛丝状毛。总苞淡绿色。舌状花黄色，瘦果褐色，喙长 6～8 mm（图 35-1）。

[生境分布]　生于山坡草地、路旁等处。全国大部分地区均分布。

[性状]　根呈圆锥形，略弯曲，表面棕褐色，有皱纹，根头部大，有多数紫棕色叶茎，叶多硬碎和皱缩，暗绿色，头状花序球形，直径约 1 cm，苞片披针形，绿色，花黄色，冠毛白色丝状。气微，味微苦（图 35-2）。

[性味归经]　本品味苦、甘，寒。归肝、胃经。

[功效主治]　清热解毒，清热利湿。用于疮痈肿毒，乳痈肿痛，肠痈腹痛，肺痈咳吐脓血；湿热黄疸，小便淋漓涩痛。

[用量用法]　煎服，10 ～ 30 g。有缓泻作用，便溏者慎用。

[贮藏]　防湿，置通风处。

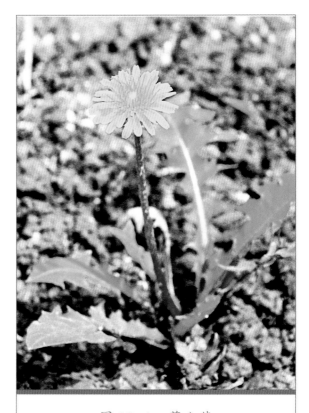

图 35-1　蒲公英

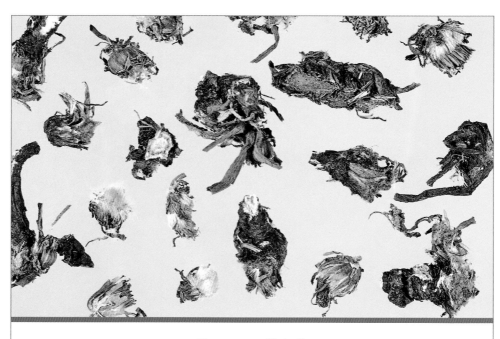

图 35-2　蒲公英

1. 蒲公英粥：蒲公英30 g，粳米100 g。将蒲公英洗净切碎，水煎去渣取汁1碗，同粳米共入锅中煮成稀粥。每日1剂，用于急性乳腺炎，急性扁桃体炎等。

2. 蒲公英桔梗汤：蒲公英60 g，桔梗10 g，白糖少许。将蒲公英洗净切碎，同桔梗共入锅中，水煎去渣取汁半碗，加入白糖稍炖即成。每日1剂，消炎镇痛，用于祛痰疗痈，及肺脓肿。

3. 蒲公英茵陈红枣汤：蒲公英50 g，茵陈50 g，红枣10枚，糖少许。将蒲公英、茵陈洗净切碎，同大枣共入锅中，水煎去渣取汁1碗，留枣，加入白糖稍炖即成。每日1剂，用于急性黄疸型肝炎发热患者。

4. 蒲公英玉米须汤：蒲公英60 g，玉米须60 g，白糖适量。将二药洗净后入锅，加水浓煎，去渣取汁1碗，加白糖稍炖即成。每日1剂，用于热淋，小便短赤等。

5. 蒲公英地丁绿豆汤：蒲公英30 g，紫花地丁30 g，绿豆60 g。将蒲公英、紫花地丁洗净切碎，入锅中加水煎煮，去渣取汁1大碗，同绿豆共炖即成。每日1剂，用于火毒疖肿，痈疮疔毒等。

6. 蒲公英饮：蒲公英10～30 g。水煎，每日1剂，分两次服用。用于扁桃体炎，乳腺炎等急性炎症。

7. 蒲公英菊花茶：蒲公英5 g，菊花3 g，茶叶3 g。水煎或适量沸水冲泡代茶饮用。用于乳腺炎。

8. 蒲公英绿豆汤：蒲公英100 g，绿豆50 g，白糖适量。将蒲公英洗净后放入适量水中煎煮，去渣取汁，然后将该药汁与绿豆同煮至豆烂，加入白糖后搅匀。分次服用，每日1剂。用于各种炎症，小便不利及大便秘结。

9. 蒲公英金银花茶：取蒲公英3 g，金银花3 g，茶叶3 g。用适量沸水冲泡，代茶饮用。用于小儿头疖，痱毒。

10. 蒲公英金银花粥：取蒲公英60 g，金银花30 g，粳米50～100 g。将蒲公英和金银花洗净后放入适量水中，煎煮取汁，再将该汁与淘洗的粳米同煮为粥。分次服用，每日1剂。用于肝炎，胆囊炎，乳腺炎，扁桃体炎，结膜炎等。

马齿苋

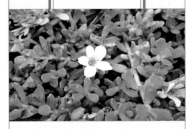

本草纲目李时珍曰："马齿苋处处园野生之……人多采苗煮晒为蔬。"与现今所用马齿苋基本相同。有清热凉血，解毒作用，用于肠炎，菌痢等，化学成分为生物碱、香豆素、黄酮、蒽醌类化合物。

马齿苋始载于《蜀本草》。据《证类本草》苋实项下，陶弘景曰："今马苋别一种，布地生，实至微细。俗称马齿苋，亦可食，小酸……"《本草纲目》李时珍曰："马齿苋处处园野生之……人多采苗煮晒为蔬。"与现今所用马齿苋基本相同。有清热凉血，解毒作用，用于肠炎，菌痢等，化学成分为生物碱、香豆素、黄酮、蒽醌类化合物。

[别名]　马齿菜、猪母菜、马苋菜、长寿菜。

[来源]　为马齿苋科植物马齿苋 *Portulaca oleracea* L. 的干燥地上部分。

[形态]　一年生草本，茎下部通常匍匐，四散分枝，肉质；茎带紫色，全体光滑无毛。单叶互生或近对生，叶楔状矩圆形或倒卵形，肉质肥厚。花3～5朵生枝顶端，花黄色。萼片2，花瓣5，凹头，雄蕊10～12。蒴果圆锥形，盖裂；种子多数，肾状卵形，黑色（图36-1）。

[生境分布]　生于路边、田间、园圃等向阳处。分布于我国各地。

[性状]　多皱缩卷曲，常结成团，茎圆柱形，长达30 cm，直径0.1～0.2 cm，表面黄褐色，有明

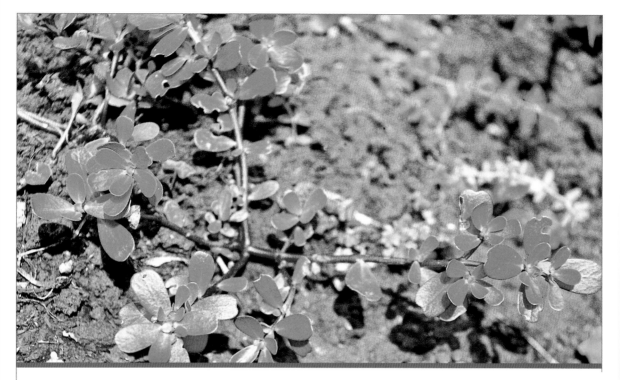

图 36-1 马齿苋

显沟纹，叶对生或互生，易破碎，完整叶片倒卵形，绿褐色，先端截平或微凹，全缘，花瓣 5，黄色，蒴果圆锥形，内含多数细小种子（图 36-2）。饮片：茎呈圆柱形，直径 1 ～ 2 mm。表面黄褐色或棕褐色，有纵沟纹，略扭曲。叶皱缩，暗绿色，倒卵形。花小棕黄色，果实圆锥形，直径 3 mm。种子细小，众多，黑色，气微，味微酸（图 36-3）。

　　［性味归经］　本品味酸，寒。归大肠、肝经。

　　［功效主治］　清热解毒，凉血止血。用于湿热泻痢或下痢脓血，热毒疮痈，血热崩漏，便血，痔血，热淋，血淋及小便涩痛。

　　［用量用法］　煎服，30 ～ 60 g。鲜品用量加倍。

　　［贮藏］　防潮。

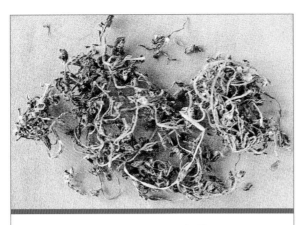

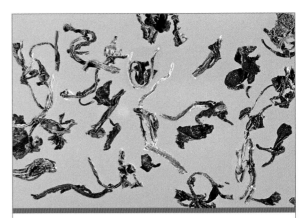

图 36-2　马齿苋　　　　　　　　图 36-3　马齿苋（饮片）

养生保健及常用配方

1. 马齿苋饮：马齿苋360 g。加水适量煮熟。分早、午、晚三次服用，每日1剂。用于阴虚型糖尿病。

2. 马齿苋枸杞饮：马齿苋100 g，枸杞子20 g。马齿苋加温开水泡3分钟后，与枸杞一起嚼食。1日食2～3次。用于胃阴不足型胃炎或溃疡病。

3. 马齿苋粥：马齿苋360 g，大米120 g。马齿苋水煎15分钟取汁，加入大米煮成粥。分早晚两次服，每日1剂。用于肠炎，菌痢。

4. 马齿苋车前草汤：马齿苋360 g，车前草100 g。加水煮熟后吃菜喝汤。分次服用，每日1剂。用于热淋，黄疸型肝炎。

5. 马齿苋玉米须茶：马齿苋360 g，玉米须30 g。水煎后代茶饮。每日1剂。用于肾炎水肿。

6. 马齿苋花椒面：马齿苋120 g，桑葚40 g，花椒末2 g。加调料拌匀煮熟服用。每日1剂。用于须发早白。

7. 马齿苋绿豆汤：马齿苋360 g，绿豆100 g。马齿苋洗净捣烂取绞汁，与绿豆煮成汤。频频服用。用于中暑。

8. 马齿苋白糖茶：马齿苋50 g，白糖30 g，茶叶10 g。将切好的马齿苋与白糖、茶叶同放入砂锅中，加水煎煮，滤除残渣，将水倒入茶壶直接饮用即可。取汁代茶饮服，连服3～5天。用于小便不利，肠炎，热毒泻痢、细菌性痢疾患者。

紫苏

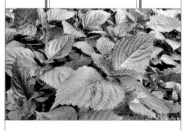

紫苏始载于《名医别录》，名"苏"，列为中品。历代本草著作中多有收载，苏颂《图经本草》载"苏，紫苏也，旧不着所处州土，今处处有之，叶下紫色而气甚香。夏采茎叶，秋采实。"《本草纲目》载："紫苏、白苏皆以二、三月下种，或宿子在地自生。其茎方，其叶团而有尖，四围有巨齿，肥地者面背皆紫，瘠地者面青背紫，其面背皆白者即白苏，乃荏也。紫苏嫩时采叶。和蔬茹之，或盐及梅卤作菹食甚香，夏月作熟汤饮之。五、六月连根采收，以火煨其根，阴干，则经久叶不落。"紫苏有理气宽胸，解郁安胎功能。其有抑菌和解热作用；有治疗慢性气管炎作用。含有紫苏醛等。

本草纲目载："紫苏、白苏皆以二、三月下种，或宿子在地自生。其茎方，其叶团而有尖，四围有巨齿，肥地者面背皆紫，瘠地者面青背紫，其面背皆白者即白苏，乃荏也。"

[别名]　赤苏、红苏、红紫苏。

[来源]　为唇形科植物紫苏 *Perilla frutescens* (L.) Britt. 的干燥茎叶。

[形态]　一年生草本。茎高 30 ～ 100 cm，有特异香气，茎直立，钝四棱形，紫色或紫绿色。被柔毛。叶片宽卵形或圆卵形，边缘有粗圆齿，两面紫色或仅下面紫色，两面均疏生柔毛。轮伞花序 2，组成顶生和腋生密被长柔毛的假总状花序，每花有 1

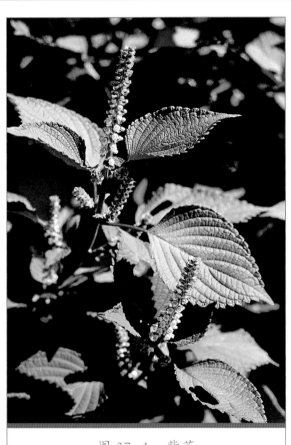

图 37-1　紫苏

苞片；花萼钟状；花冠紫红色或粉红色至白色。小坚果；近球形，灰棕色（图37-1）。

[生境与分布]　生于山地路旁，林边等地，或栽培于村舍旁。分布于江苏、浙江、安徽等地。

[性状]　其茎方柱形，有四棱，直径2～5 mm，表面棕紫色至紫绿色。有稀疏白毛。节明显，其上有对生小枝或叶，叶多皱缩，展平后呈卵圆形，先端尖，两面紫色或上青下紫，有凹腺点，叶梗紫色或绿色，气芳香，味微平（图37-2、图37-3）。

[性味归经]　本品味辛，温。归肺、脾经。

[功效主治]　发表散寒，行气宽中，解鱼蟹毒。用于风寒感冒，发热恶寒，兼见咳嗽或胸闷；脾胃气滞呕吐，妊娠呕吐；鱼蟹中毒，腹痛吐泻。

[用量用法]　煎服，5～9 g。不宜久煎。

[贮藏]　置通风处干燥，防蛀。

[附药]　紫苏子　为紫苏的成熟果实。本品味辛，温。归肺，大肠经。降气化痰，止咳平喘，润肠通便。用于痰壅气逆，咳嗽气喘，肠燥便秘。用量：煎服，5～15 g（图37-4）。

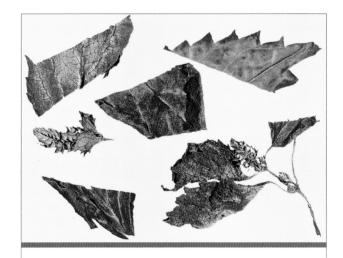

图 37-2　紫苏叶（饮片）

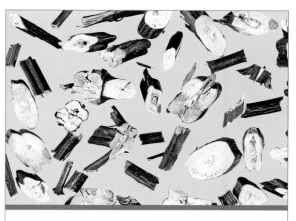

图 37-3 紫苏梗 (饮片)

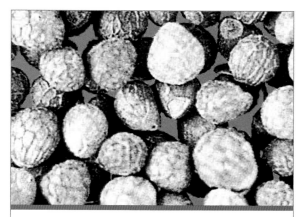

图 37-4 紫苏子

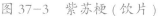
养生保健及常用配方

1. 苏叶防风饮：紫苏叶、防风、川芎各5 g，陈皮3 g，甘草2 g，生姜2片，水煎，早晚服用。治伤风发热。

2. 咳逆气短饮：紫苏50 g，人参25 g，研粗末。每服10 g，水煎，每日3次。治咳逆短气。

3. 乳痈肿痛汤：紫苏煎汤服用，并捣渣外敷。治乳痈肿痛。

4. 金创出血：嫩紫苏叶、桑叶捣渣外敷。治跌打出血。

5. 食蟹中毒饮：紫苏。煮汁，代茶饮。

6. 阴囊湿疹散：紫苏叶炒后研细末，用麻油调敷患处。

7. 安胎饮：紫苏叶、当归各50 g，人参25 g，大腹皮、川芎、白芍、陈皮各50 g。均切碎，水煎，每日2次。治疗胎气不稳。

8. 水肿饮：紫苏梗20 g，大蒜根5 g，生姜皮10 g，水煎，早晚服用。治疗下肢水肿。

9. 咳喘饮：紫苏子、白芥子、萝卜子各50 g。捣碎，每次10 g，煎服，早晚服用。化食去痰，治气喘咳嗽。

10. 通便饮：紫苏子、麻子仁各20 g。研碎水煎，滤汁煮粥，早晚服用。通便顺气。

11. 利尿饮：紫苏子、萝卜子各50 g。研末，每次10 g，用桑白皮煎汤，每日2次。用于水肿。

柴胡

柴胡始载于《神农本草经》，名茈胡，列为上品。《新修本草》云："茈是古柴字。"《本草图经》曰："柴胡……今关陕、江湖间，近道皆有之，以银州者为胜。柴胡具有和解退热、疏肝解郁、提升中气的功能。二月生苗。甚香，茎青紫……叶似竹叶。稍紧……七月开黄花……根赤色，似前胡而强……芦头有赤毛如鼠尾，独窠长者好。二月、八月采根，曝干。"李时珍曰："银州即今延安府神木县，五原城是其废迹。所产柴胡长尺余而微白且软，不易得也。北地所产者亦如前胡而软，今人谓之北柴胡是也，入药亦良。南土所产者，不似前胡，正如蒿根，强硬不堪使用。其苗有如韭叶者、竹叶者，以竹叶者为胜。"化学成分为皂苷、植物甾醇、侧金盏花醇等。

[别名] 茈胡、茹草。

[来源] 为伞形科植物柴胡 *Bupleurum chinense* DC. 或狭叶柴胡 *Bupleurum scorzonerifolium* Willd. 的干燥根。按性状不同，分别习称"北柴胡"及"南柴胡"。

[形态] ①柴胡：多年生草本。主根粗大，棕褐色，质硬。茎上部分枝略呈"之"字形弯曲。叶片条状阔披针形，长 3～9 cm，宽 0.6～1.3 cm，具

柴胡始载于神农本草经，名茈胡，列为上品。

新修本草云："茈是古柴字。"本草图经曰："柴胡……今关陕、江湖间，近道皆有之，以银州者为胜。柴胡具有和解退热、疏肝解郁、提升中气的功能。"

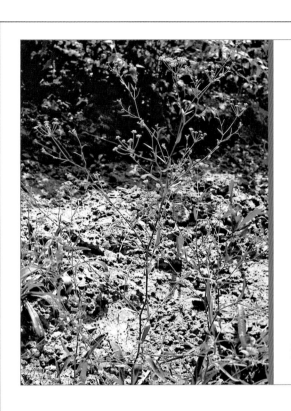

图 38-1 柴胡

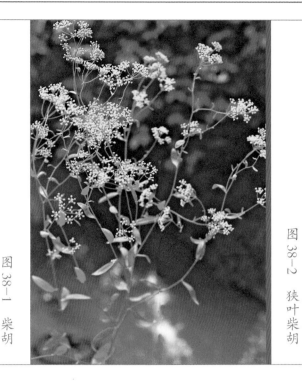

图 38-2 狭叶柴胡

平行脉 7 ～ 9 条。复伞形花序，伞幅 3 ～ 8，小伞梗 5 ～ 10，花小，黄色。双悬果（图 38-1）。②狭叶柴胡：根直生，上粗下细，不分枝或稍分枝，外皮红褐色。基生叶及下部的叶有长柄，叶片较狭，条形或窄条形，长 7 ～ 15 cm，宽 0.2 ～ 0.6 cm。复伞形花序，伞幅 3 ～ 8，小伞梗 6 ～ 15（38-2）。

[生境分布] 生于干燥草地，分布于山东、江苏、安徽等地。

[性状] 呈圆柱形或长圆锥形，长 6 ～ 15 cm，直径 0.3 ～ 0.8 cm。根头膨大，顶端残留 3 ～ 15 个茎基和叶基，下部分枝。表面黑褐色或浅褐色，具纵皱纹、支根痕及皮孔，断面片状纤维性，皮部浅棕色，木部黄白色（图 38-3）。饮片：呈类圆形或不规则形的切片，直径 5 ～ 7 mm。表面棕褐色至黑褐色，具纵皱纹、支根痕、皮孔以及纤维状叶基。切面木部黄白色，有放射状纹理和数轮环纹。质坚硬，气微香，味微苦（图 38-4）。

[性味归经] 本品味苦、辛，微寒。归肝、胆经。

[功效主治] 解表退热，疏肝解郁，升阳。用于感冒发热，寒热往来，胸胁胀痛，月经不调，久泻脱肛，子宫下垂。

[用量用法] 3 ～ 9 g。

[贮藏] 防潮、防霉变。

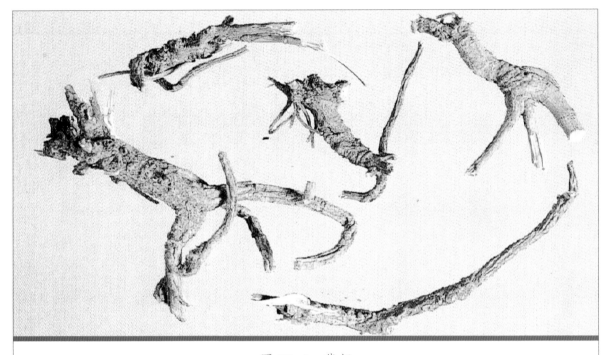

图 38-3　柴胡

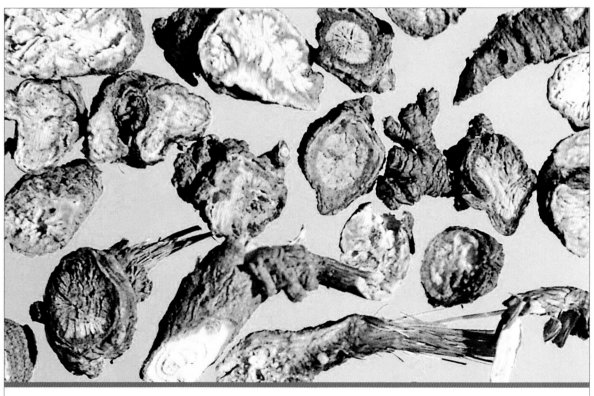

图 38-4　柴胡（饮片）

1. 玫瑰柴胡苹果茶：苹果半个，柴胡10 g，干玫瑰10 g，冰糖适量。加入清水，用大火煮开，转小火煮10分钟，放进适量的冰糖。代茶饮，每日1剂。用于疏肝利胆，行气解郁。

2. 柴胡瘦肉汤：柴胡、陈皮各6 g，瘦肉100 g，调料少许。将瘦肉洗净，切丝，调味，诸药水煎取汁，纳入瘦肉丝，煮熟后，加食盐等调味服食。每日1剂。用于慢性胃炎上腹饱胀，闷满不实，痛无定处，吞酸嘈杂等。

3. 柴胡山栀茶：柴胡10 g，山栀10 g。用沸水冲泡，盖焖15分钟，代茶饮。每日1剂。用于理气开郁，安神平肝。

4. 柴胡牡蛎汤：牡蛎40 g，柴胡6 g，夏枯草15 g，荔枝10 g，皂角刺10 g，猪瘦肉50 g，生姜2片，食盐少许。诸药一起与生姜下瓦煲，加水1 000 ml，武火滚沸后改文火煲约40分钟，下盐便可。每日1剂。用于散结解郁，温疟，疮肿。

5. 柴甘茅根饮：柴胡50 g，甘草10 g，白茅根50 g。上述3味药加水煎，取汁。代茶频饮。用于疏肝利胆，兼以解表。

6. 金银花菊花板蓝根柴胡饮：金银花30 g，菊花、板蓝根各15 g，柴胡12 g。上述原料，加水煎服即可。每日1剂，分2次饮用，连用3天。用于预防流行性感冒。

7. 柴胡甘草汤：柴胡12 g，甘草3 g。用水煎服。早晚各服1次，每日1剂。用于伤寒余热未退，邪入经络，体瘦肌热等。

8. 柴胡青叶粥：大青叶15 g，柴胡15 g，粳米30 g。先把大青叶、柴胡加水1 500 ml，煎至约1 000 ml时，去渣取汁，与粳米煮粥，待粥将成时，入白糖调味。早晚分食，每日1剂，可连服数日。用于清泻肝火。

9. 柴胡蜂蜜汤：柴胡10 g，青皮6 g，陈皮12 g，蜂蜜30 g。将前3味药用冷水浸泡20分钟，入锅，加适量水，煎煮30分钟，去渣取汁，待药汁转温后调入蜂蜜即成。上下午分服，每日1剂。可疏肝理气解郁，用于情绪忧郁等亚健康状态。

本草各论

柴胡

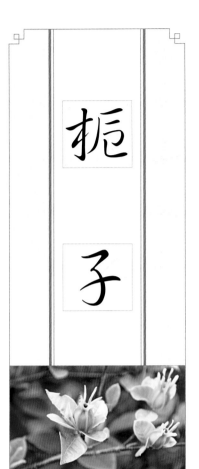

栀子

本草纲目列入木部灌木类，李时珍曰："厄子叶如兔耳，厚而深绿，春荣秋瘁。入夏开花，大如酒杯，白瓣黄蕊。随即结实，薄皮细子有须，霜后收之。"有泻火除烦，清热利湿，凉血散瘀功能。

栀子始载于《神农本草经》，名厄子，列为中品。《本草纲目》列入木部灌木类，李时珍曰："厄子叶如兔耳，厚而深绿，春荣秋瘁。入夏开花，大如酒杯，白瓣黄蕊。随即结实，薄皮细子有须，霜后收之。"有泻火除烦，清热利湿，凉血散瘀功能。上述与现时药用栀子相符。其含有栀子苷、羟异栀子苷等。

[别名] 黄栀子、山黄枝、山枝子。

[来源] 为茜草科植物栀子 *Gardenia jasminoides* Ellis 的干燥成熟果实。

[形态] 常绿灌木，嫩枝有细毛。叶对生，或3叶轮生，革质，叶片长卵圆形，全缘；叶柄短，托叶鞘状。花单生于枝顶，萼筒有棱，萼端裂片线形；花冠高脚碟状，通常6瓣，白色，未开时旋卷，有浓郁香气。果实侧卵形或椭圆形，有翅状纵棱5～8条，顶端有宿存花萼（图39-1）。

[生境分布] 生于低山坡温暖阴湿处。分布于浙江、江西、安徽等地。

[性状] 长卵圆形或椭圆形，长20～45 mm。外表面橙黄色或棕红色，纵棱6条。并有脉纹，顶端缩萼残留，果皮薄脆，内表面有光泽。种子多数，

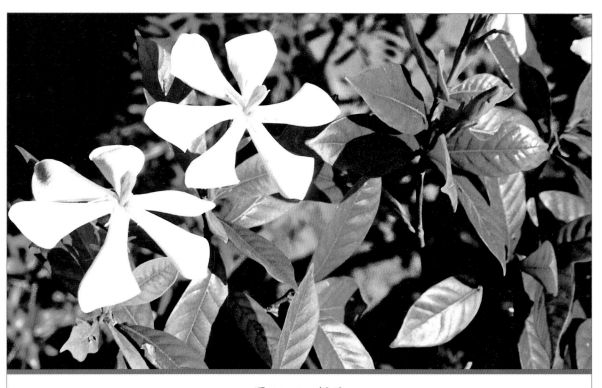

图 39-1　栀子

结成团块，深红色或红黄色，气微，味苦，微酸（图 39-2）。

[性味归经]　本品味苦，寒。归心、肝、肺、胃、三焦经。

[功效主治]　清热泻火，除烦利湿，凉血解毒，消肿止痛。用于热病发热，心中郁闷烦躁，或热病高热烦躁，神昏谵语；湿热黄疸，发热尿赤；血热吐衄，尿血；疮疡肿痛；跌打损伤，皮肤青肿。

[用量用法]　煎服，3～9 g。外用适量。

[贮藏]　置通风干燥处。

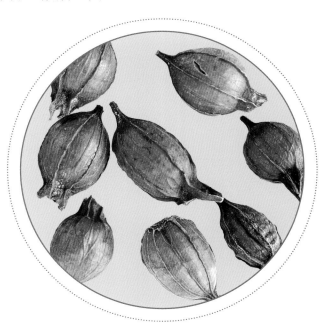

图 39-2　栀子

1. 栀子粥：栀子5 g，粳米100 g。将栀子碾成细末，同时煮粳米为稀粥，待粥将成时，调入栀子末稍煮即成。每日2次，每日1剂。适用于黄疸性肝炎，胆囊炎以及目赤肿痛，急性结膜炎等。

2. 茵陈栀子粥：茵陈3 g，大黄、栀子、甘草各10 g，小米150 g，白糖适量。将药洗净，放入锅中加水浸泡10分钟后，水煎取汁，待煮至粥熟时，调入适量白糖。每日1剂。用于肺热咳嗽，痈肿，肠风下血等。

3. 莲栀梨汁粥：莲子、白糖各15 g，栀子、陈皮各6 g，鸡内金10 g，梨200 g，大米50 g。将鸡内金研成细末，梨捣烂挤汁，莲子、栀子、陈皮入锅煎取浓汁，去渣；然后放入大米、鸡内金、白糖、梨汁煮粥即可。早餐食用，每日1剂。用于食欲不振，面颊发红，尿黄便干，腹部胀满，舌苔黄腻。

4. 栀子冰糖饮：取新鲜栀子60 g，冰糖30 g。将栀子洗净、捣碎，用纱布包好后放入适量水中煎煮，得药液约200 ml，放入冰糖后搅匀即可。代茶饮用，每日1剂。用于热病，热淋，出血等。

5. 栀子佛手饮：栀子30 g，佛手50 g。将二者洗净，切成小块后放入适量水中煎煮后饮用。每日1剂。用于肝气郁结所致的急躁易怒，胸胁胀闷等。

6. 栀子干姜饮：栀子12 g，干姜6 g。水煎，每日1剂。用于消化道疾病引起的胸闷，烦热和腹胀等。

7. 扭伤膏：栀子果实数枚，捣碎成粉，用水调成糊状，加少许白酒，包扎伤处，3～5天更换1次。治疗四肢软组织损伤。

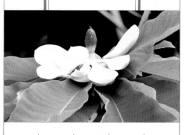

厚朴始载于《神农本草经》，列为中品。《名医别录》云："生交趾、冤句。三月、九月、十月采皮，阴干。"《本草经集注》云："今出建平、宜都，极厚，肉紫色为好，壳薄而白者不如。用之削去上甲错皮。"《本草图经》曰："今京西、陕西、江淮、湖南、蜀川山谷中往往有之，而以梓州、龙州者为上。木高三四丈，径一二尺。春生叶如槲叶，四季不凋，红花而青实，皮极鳞皱而厚，紫色多润者佳，薄而白者不堪。"并附有"商州厚朴"和"归州厚朴"图。《本草衍义》曰："厚朴，今西京伊阳县及商州亦有，但薄而色淡，不如梓州者厚而紫色有油，味苦。不以姜制则棘人喉舌。"据以上本草所述考证，可知厚朴来源有多种。其中"极厚，肉紫色为好"者，"厚而紫色有油"者，与现今厚朴药材特征相符。有温中燥湿，下气散满，燥湿消积，破滞等功能。含 β-桉油醇和厚朴酚等成分。

[别名] 川朴、赤卜、如意朴、紫油厚朴。

[来源] 为木兰科植物厚朴 *Magnolia officinalis* Rehd.et Wils. 或凹叶厚朴 *Magnolia officinalis* Rehd. et Wils. var. *biloba* Rehd. et Wils. 的干燥干皮、根皮及枝皮。

厚朴始载于神农本草经，列为中品。名医别录云："生交趾、冤句。三月、九月、十月采皮，阴干。"本草经集注云："今出建平、宜都，极厚，肉紫色为好，壳薄而白者不如。用之削去上甲错皮。"

[形态]　①厚朴：落叶乔木。树皮紫褐色，油润而带辛辣味；小枝粗壮，幼枝绿棕色，带绢毛。叶互生，革质，倒卵形或倒卵状椭圆形，先端钝圆或短尖，基部楔形，全缘或微波状，下面有白色粉状物。花与叶同时开放，单生幼枝顶端，白色，芳香；花梗粗短，有毛。蓇葖果木质，螺旋状排列于延长的果托上，形成长椭圆形卵形的聚合果（图40-1）。②凹叶厚朴：树皮淡褐色。叶常集生枝梢，无端凹陷，形成2圆裂。蓇葖果有短尖头（图40-2）。

[生境分布]　生于温暖、湿润、土壤肥沃的山坡地。分布于长江流域，湖北、四川、安徽等地。

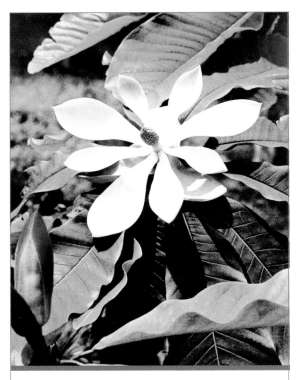

图 40-1　厚朴

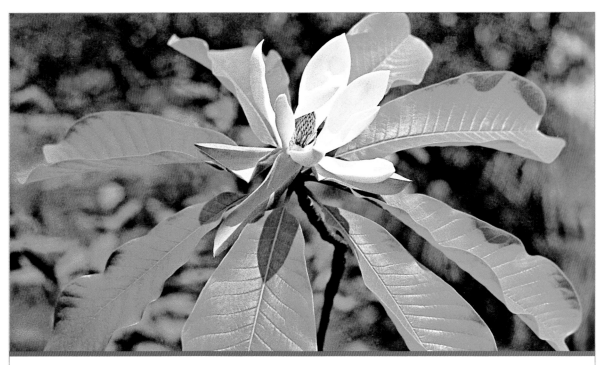

图 40-2　凹叶厚朴

[性状]　呈卷筒状或双卷筒状，长30～35 cm，厚0.2～0.7 cm，外表面灰棕色或灰褐色，粗糙，有时呈鳞片状，较易剥落，有明显椭圆形皮孔和纵皱纹，刮去粗皮者显黄棕色，内表面紫棕色或深紫褐色，较平滑，具细密纵纹，划之显油痕。不易折断（图40-3）。饮片：呈卷状或弯曲的条状切片，外表面灰棕色或灰褐色，有裂纹。内表面褐色或棕紫色，具细纵纹，用指甲刻画显油性。切面粗糙，有时可见细小结晶。气香，味辛辣、微苦（图40-4）。

[性味归经]　本品味苦、辛，温。归脾、胃、肺、大肠经。

[功效主治]　行气燥湿，消积导滞，下气平喘。用于湿阻气滞，脘腹胀满；肠胃积滞，腹胀便秘；咳喘多痰等。

[用量用法]　煎服，3～10 g。

[贮藏]　置阴凉干燥处，防蛀。

[附药]　厚朴花　为厚朴的花蕾。本品味辛，性温。功能：芳香化湿，行气宽胸。用于湿阻气滞之脘腹胀满、疼痛等。用量3～6 g（图40-5）。

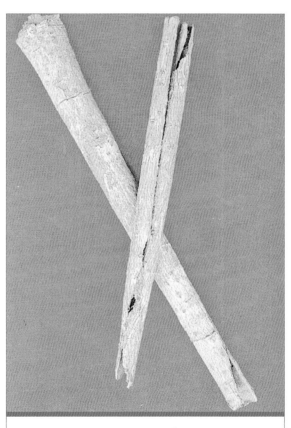

图 40-3　厚朴

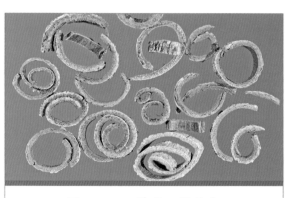

图 40-4　厚朴（饮片）

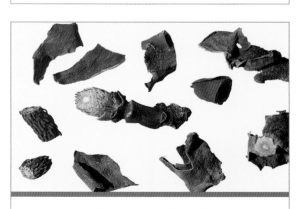

图 40-5　厚朴花

1. 白术厚朴肉蔻粥：白术10 g，厚朴10 g，肉蔻7 g，粳米100 g。前三味药加水煮沸15分钟，取汁，以汁煮粳米为粥。每日1剂。用于脘腹胀满，腹泻等。

2. 山楂绿豆厚朴汤：厚朴花6 g，山楂10 g，扁豆10 g，绿豆30 g。绿豆温水泡涨后，与山楂、扁豆入锅加水煮汤，煮沸后加厚朴花，加入调味即可。每日1剂。用于痢疾，高血压，高脂血症等。

3. 厚朴花茶：厚朴10 g，花茶3 g。做法：用300 ml开水冲泡后饮用，冲饮至味淡。温中下气，燥湿祛痰，抗菌。适用于胸腹痞满胀痛，反胃呕吐，饮食不消，痰饮咳喘和寒湿泻痢等。

4. 厚朴陈皮泽泻茶：泽泻、陈皮、半夏、苍术、厚朴各10 g，草果5 g。用水煎，代茶饮用。用于降血脂。

5. 半夏厚朴汤：厚朴150 g，制半夏250 g，灵芝200 g，紫苏叶100 g，茯苓8 g，生姜7片，枣1枚。混合用水煎，去渣后，温水送服。每服20 ml。每日3次，用于哮喘，痰涎郁结，状如破絮，或如梅核。

6. 厚朴三物汤：厚朴24 g，大黄12 g，枳实5枚。水煎，去渣，温服。每天1剂，以利为度。用于腹满，大便燥结。

7. 厚朴槟榔乌梅汤：厚朴、槟榔各10 g，乌梅2个。水煎，每日1剂。用于虫积。

8. 厚朴洋参汤：厚朴25 g，西洋参25 g，陈皮15 g，柴胡15 g，石斛15 g。将上面5种原料以水过滤后加入3碗水，放入蒸锅内，隔水蒸，蒸好后将汤药过滤即可饮用。用于胃虚火或脾阴虚。每日3次。

9. 厚朴党参红茶：橘络3 g，厚朴3 g，红茶3 g，党参6 g。诸药研磨粉末，放茶杯中，沸水冲泡，代茶频饮。用于理气化痰祛湿。

10. 紫苏生姜厚朴甘草饮：紫苏叶30 g，生姜15 g，厚朴、甘草各10 g。水煎，每日3次。用于因食用鱼蟹引起的腹痛，呕吐和腹泻等。

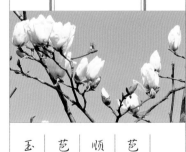

辛夷始载于《神农本草经》，列为上品。《本草经集注》云：“今出丹阳近道。形如桃子，小时气辛香。”《新修本草》云：“此是树，花未开时收之，正月、二月好采。”《蜀本草》云：“其树大连合抱，高数仞。叶似柿叶而狭长。正月、二月花，似有毛小桃，色白而带紫。花落而无子。夏杪复着花，如小笔。又有一种，花、叶皆同，但三月花开，四月花落，子赤似相思子。二种所在山谷皆有。”《本草图经》曰：“木高数丈，叶似柿而长，正月二月生，花似着毛小桃子，色白带紫，花落无子。至夏复开花，初出如笔，故呼为木笔花。又有一种，枝叶并相类，但岁一开花，四月花落时有子如相思子。”《本草纲目》李时珍曰：“辛夷花初出枝头，苞长半寸，而尖锐俨如笔头，重重有青黄茸毛顺铺，长半分许。及开则似莲花而小如盏，紫苞红焰，作莲及兰花香。亦有白色者，人呼为玉兰。”有散风寒，通鼻窍的功能。花蕾含挥发油、生物碱等，油中主要成分为桉叶素、樟脑等。

《本草纲目》李时珍曰：『辛夷花初出枝头，苞长半寸，而尖锐俨如笔头，重重有青黄茸毛顺铺，长半分许。及开则似莲花而小如盏，紫苞红焰，作莲及兰花香。亦有白色者，人呼为玉兰。』

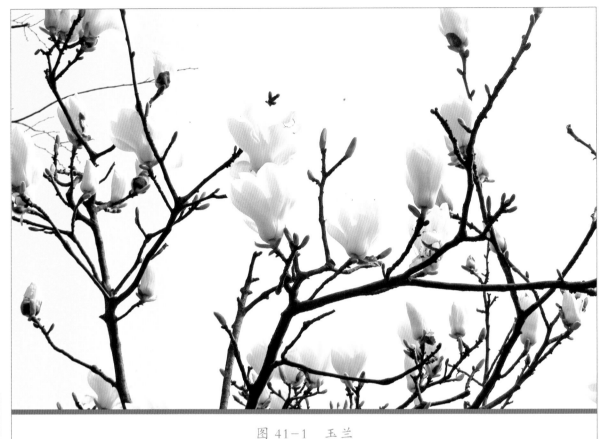

图 41-1　玉兰

［别名］　望春花、春花、木笔花。

［来源］　为木兰科植物玉兰 *Magnolia denudata* Desr.、紫玉兰 *Magnolia liliflora* Desr. 的干燥花蕾。

［形态］　①玉兰：落叶乔木，高可达 25 m。小枝稍粗壮，灰褐色。叶纸质，倒卵圆形，宽倒卵形或倒椭圆形，长 10 ～ 15（～ 18）cm，宽 6 ～ 10 cm，托叶与叶鞘离生。花蕾卵圆形，花先叶开放，直立芳香，直径 10 ～ 16 cm；花被片 9 片、白色，基部常带粉红色，花被片长圆状倒卵形，雄蕊群淡绿色，雌蕊狭卵形（图 41-1）。

②紫玉兰：落叶灌木，高可达 3m，常丛生，小枝紫褐色，芽有细毛。花蕾卵圆形，被黄色绢毛；花先叶开放或同时开放，花大形钟状；花被片 9，黄绿色，外面紫色或紫红色，内面白色（图 41-2）。

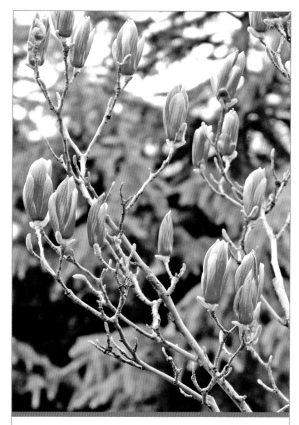

图 41-2 紫玉兰

[生境分布] 生于森林酸性土壤中，我国大部分地区栽培。

[性状] 长卵形，似毛笔头，长15～30 mm。基部有短梗。苞片2～3层，外表密被灰白色茸毛，有光泽，内表面紫棕色。质脆，气芳香，味辛凉，微苦（图41-3）。

[性味归经] 本品味辛，温。归肺、胃经。

[功效主治] 散风寒，通鼻窍。用于外感风寒之鼻塞，头痛，鼻渊头痛。

[用量用法] 煎服，3～9 g。宜包煎。外用适量。

[贮藏] 防湿、防蛀。

[附注] 紫玉兰的干燥花蕾民间作辛夷用。

辛夷

西山药库

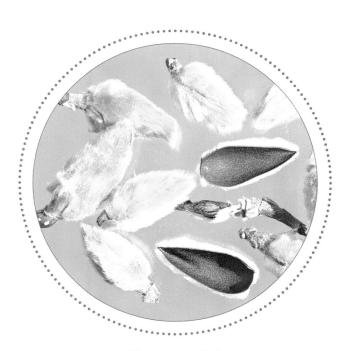

图 41-3 辛夷

1. 过敏康茶：辛夷9 g，生姜9 g，黄芪15 g，百合15 g，牡丹皮10 g，乌梅6 g，生甘草6 g，黄芩6 g，大枣4枚。辛夷纱布包，与其他药材放入锅内，加入适量水，大火煮沸后，小火煮20分钟，煎煮2次，头煎和二煎混匀即可。每日1剂。用于过敏性鼻炎。

2. 辛夷花烫鸡蛋：辛夷花10 g，鸡蛋2个。加水适量同煮，熟后去鸡蛋壳再入锅煮片刻，饮汤吃蛋。每日1剂。用于治疗风寒头痛，慢性鼻炎，慢性鼻窦炎，鼻塞不通等。

3. 辛夷苏叶茶：辛夷2 g，苏叶5 g。辛夷布包，苏叶切碎，用白开水泡二药代茶饮。每日1剂。用于恶寒发热，咳嗽，鼻塞不通者。

4. 辛夷菊红药枕：野菊花500 g，红花100 g，薄荷200 g，冬桑叶、辛夷、冰片各50 g。共研粗末，装入枕芯。3个月为1疗程。用于肝阳上亢所致的眩晕。

5. 辛夷苍耳子茶：辛夷6 g（纱布包），苍耳子10 g，白芷6 g，薄荷4.5 g，茶叶子10 g。将上药放入大茶缸内，冲沸水，加盖焖泡20分钟，代茶饮用。每日1剂，不拘时频频饮服。用于鼻炎，鼻窦炎等。

6. 辛夷苏叶粥：辛夷花10 g，紫苏叶10 g，大米100 g。将辛夷花、紫苏叶择净，放入锅中，加清水适量，浸泡5分钟后，水煎取汁，待粥熟时调入粥中，再煮沸即成。每日1剂。用于鼻塞不通，头疼脑涨，咽干口苦，胸胁满闷。

7. 辛夷百合大米粥：辛夷30 g，百合20 g，大米50 g。将辛夷研成细末，百合、大米一同入锅，加适量水，大火煮沸，转小火熬煮成粥，食粥时调入辛夷末2勺，搅拌均匀即可。每日1剂。用于过敏性鼻炎。

8. 芡实辛夷粥：芡实30 g，辛夷花15 g，大米100 g。先将辛夷花用纱布包裹，放锅内加适量水，煮沸30分钟后去渣取汁，然后将淘洗干净的芡实、大米放药汁中，入锅用小火熬粥，加入调味即可。每日1剂。用于过敏性鼻炎及鼻痒喷嚏，流清涕，鼻塞不通者。

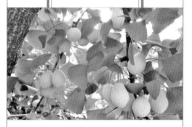

白果

白果记载于《本草纲目》，名银杏，李时珍曰："银杏生江南，以宣城者为胜。树高二三丈。叶薄纵理，俨如鸭掌形，有刻缺，面绿背淡。二月开花成簇，青白色，二更开花，随即卸落，人罕见之。一枝结子百十，状如楝子，经霜乃熟烂，去肉取核为果……须雌雄同种，其树相望，乃结实。"有敛肺，平喘，止遗尿，白带的功能。种仁含蛋白质、脂肪、核黄素、胡萝卜素、白果酸等。

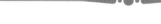

[别名] 银杏、公孙树、鸭脚子。

[来源] 为银杏科植物银杏 *Ginkgo biloba* L. 的干燥成熟种子。

[形态] 落叶高大乔木，高 30～40 m。全株无毛。雌雄异株。叶具长柄，簇生于短枝顶端，或螺旋状散生于长枝上，叶片扇形，上缘浅波状，具2叉状并列细脉。花单性，雌性异株。雄球花为短柔荑花序状，雌球花具长梗。种子核果状，近球形，外种皮肉质，有臭气，中种皮骨质白色，内种皮膜质，胚乳丰富（图42-1）。

[生境分布] 全国各地均有栽培。

[性状] 呈椭圆形或卵圆形，长 18～25 mm，宽 15～20 mm，厚 10～15 mm。外表面黄白色，平滑，有棱线2条。外壳坚硬，破碎后，可见棕色膜质内种皮。

白果始载于日用本草。本草纲目列入果部，原名银杏。李时珍说："原生江南，叶似鸭掌，因名鸭脚子。"宋初入贡改称银杏。有敛肺，平喘，止遗尿，白带的功能。种仁含蛋白质、脂肪、核黄素、胡萝卜素等。

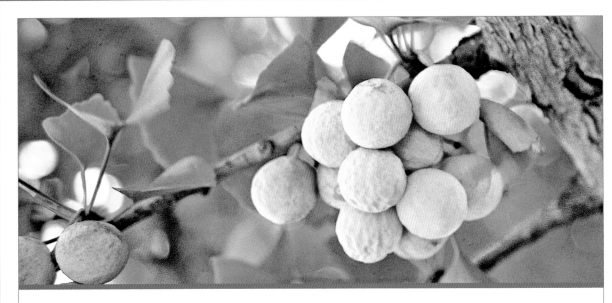

图 42-1 银杏

种仁 1 枚。气微，味淡（图 42-2）。

[性味归经] 本品味甘、苦、涩，平。归肺经。有毒。

[功效主治] 敛肺定喘，止带，缩尿。用于哮喘咳嗽，带下白浊，小便频数，遗尿。

[用量用法] 5 ～ 10 g。

[贮藏] 防霉蛀。

[附药] 银杏叶 本品味甘、苦、涩，平。归心、肺经。活血化瘀，止痛，敛肺平喘。用于冠心病心绞痛，高脂血症，肺虚咳喘（图 42-3）。

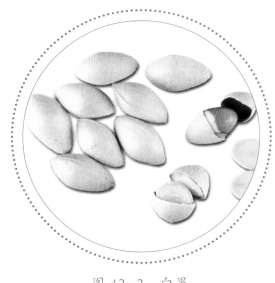

图 42-2 白果

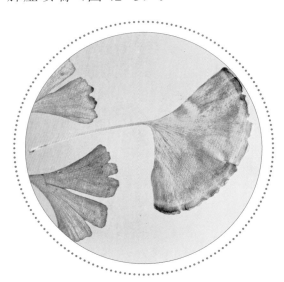

图 42-3 银杏叶

1. 白果五味百合蜜：白果100 g，五味子100 g，百合100 g，蜂蜜1 000 g。白果连壳洗净，壳肉一起打碎。将白果、五味子、百合倒入大瓦罐内，加冷水浸泡1小时，然后用小火煎半小时，滤出头汁、二汁后与蜂蜜混合，一起倒入瓷盆内，加盖。用旺火蒸2小时，离火，冷却，装瓶，盖紧。每日2次，每次1匙，饭后开水送服。用于慢性支气管炎，肺结核。

2. 菜油浸白果：白果1 000 g，菜油250 g。白果放入瓶中，倒入菜油，密封，阴凉处放置半年。煮熟食用，成年人每日3次，每次1粒；10岁以上儿童及少年，每日2次，每次1粒。用于润肺祛痰，平喘止咳，辅助治疗肺结核。

3. 参苓白果粥：党参20 g，茯苓20 g，白果仁15 g，大米60 g，红糖适量。先将党参、茯苓冲洗干净，放入锅中加适量水煎熬半小时，去渣留汁；再将白果仁、大米淘洗干净共放入上述药汁中，用武火煮沸后，改用文火熬粥，加入红糖搅匀即可。分2次吃完，每日1剂。用于脾气虚弱型带下者。

4. 白果冲豆浆：白果5 g，豆浆1盅。白果捣烂，冲豆浆。每日1剂。用于色白质稀带下。

5. 莲果糯米粥：白果10 g，莲子15 g，糯米100 g。加入适量清水，煮成粥。每日1剂。用于体虚带下及赤白带下。

6. 沙棘白果饮：沙棘30 g，白果30 g。水煎，每日1剂。适用于久咳，虚喘。

7. 白果蜂蜜饮：白果30 g，蜂蜜适量。白果炒熟去壳，水煎加蜂蜜适量即可。每日1剂。用于久咳气喘。

8. 白果桑葚饮：白果10 g，人参3 g，桑葚20 g，冰糖适量。白果炒熟，去壳，与人参、桑葚加水煎煮20分钟后调入冰糖适量，翻滚片刻即可。每日1剂。用于支气管炎哮喘。

9. 白果红枣莲子粥：白果20 g，红枣20枚，莲子15 g，大米100 g，水适量。将白果、红枣、莲子、大米洗净后加入适量清水，旺火煮沸，再改用小火熬煮成粥，食用。用于脾胃虚弱，食欲不振。

10. 白果糯米粥：白果15 g，糯米30 g，芡实30 g。加入适量清水，煮成粥。每日1剂。用于慢性肾炎。

11. 白果梨润肺膏：白果汁、秋梨汁、鲜藕汁、甘蔗汁、山药汁各120 ml，霜柿饼、生核桃仁、蜂蜜各120 g。将霜柿饼捣成膏，生核桃仁捣成泥。将蜂蜜溶化稀释，与柿饼膏、核桃泥、山药汁一起搅匀，微微加热，融合后，离火稍凉，趁温(勿过热)将其余四汁加入，用力搅匀，用瓷罐收贮即可。每次服2茶匙，每日3～4次。用于肺结核低热，咳喘，咯血，音哑，口渴，咽干等。

五加皮

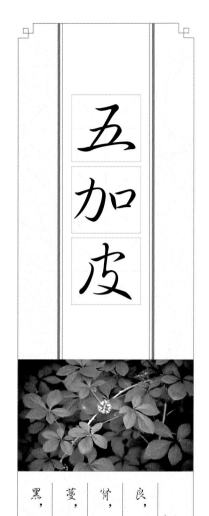

五加皮始载于《神农本草经》，列为上品。《名医别录》云："五叶者良。生汉中及冤句。五月、七月采茎，十月采根。阴干。"《蜀本草》云："树生小丛，赤蔓，茎间有刺，五叶生枝端。根若荆根，皮黄黑，肉白，骨硬。今所在有之。"《本草图经》曰："类地骨，轻脆芬香是也。其苗茎有刺，类蔷薇，长者至丈余。叶五，出如桃花，香气如橄榄。春时结实，如豆粒而扁，春青，得霜乃紫黑。"《本草纲目》李时珍曰："此药以五叶交加者良，故名五加，又名五花。" 有祛风湿，补肝肾，强筋骨功能。化学成分为异贝壳杉烯酸、脂麻素等。

本草纲目李时珍曰："此药以五叶交加者良，故名五加，又名五花。" 有祛风湿，补肝肾，强筋骨功能。蜀本草云："树生小丛，赤蔓，茎间有刺，五叶生枝端。根若荆根，皮黄黑，肉白，骨硬。今所在有之。"

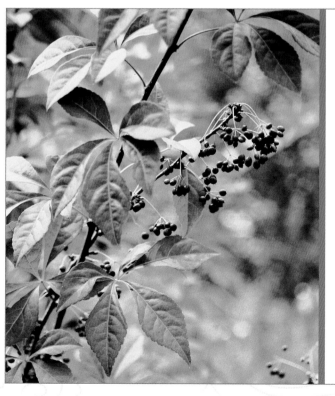

图43—1 细柱五加

[别名]　南五加皮、刺五甲、刺五加。

[来源]　为五加科植物细柱五加 *Acanthopanax gracilistylus* W.W.Smith 的干燥根皮。

[形态]　落叶灌木，有时蔓生状，高2～3 m，枝无刺或在叶柄基部单生扁平的刺。掌状复叶在长枝上互生，在短枝上簇生；小叶5，稀3～4，中央一片最大，倒卵形至披针形。伞形花序腋生，或平生于短枝上，花黄绿色，花萼5齿裂，花瓣5，雄蕊5；子房下位，2室，花柱2枚。浆果近球形，侧扁，成熟时黑色（图43-1）。

[生境分布]　生于山间灌木丛中，分布于河北、河南、安徽等。

[性状]　呈卷筒状条形，长短不一，直径 4 ～ 15 mm。外表皮灰褐色，有细皱纹和皮孔，内表面黄白色，切面类白色，质脆。有香气，味苦（图43-2）。

[性味归经]　本品味辛、苦，性温。归肝、肾经。

[功效主治]　祛风湿，强筋骨，利尿。用于风湿痹痛，四肢拘挛，肝肾不足，腰膝软弱及小儿行迟，水肿，小便不利。

[用量用法]　煎服，5 ～ 15 g。

[贮藏]　置干燥处。

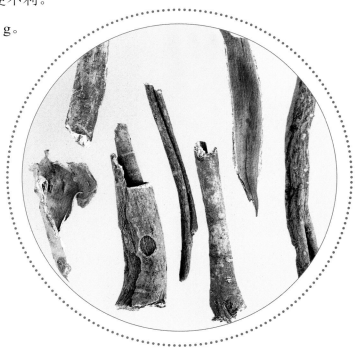

图 43-2　五加皮

1. 五加二仙酒：五加皮、仙茅、仙灵脾各60 g，白酒2 000 ml。将五加皮、仙茅、仙灵脾共切碎，装入纱布袋内，扎紧口，和白酒一同置于洁净容器中，密封，浸泡。隔日摇动1次，经30日即可过滤去渣取液饮用。口服，每日2次，每次温服20～30 ml。用于滋补肾阳，强腰壮骨，益精举坚。用于男子阳虚，腰膝酸软，肢体发冷，腿软无力，阳痿滑精，男子不育等。

2. 三皮药酒：紫荆皮、牡丹皮、五加皮、郁金、乌药、川芎、延胡索各30 g，肉桂、木香、乳香（去油）、羌活各15 g，白酒500 ml。将上述前11味洗净切碎，装入药袋，和白酒一同置于洁净容器中，密封，隔水煮约1小时，候冷，过滤去渣取液，贮瓶备用。口服。不拘时随量服之，勿醉为度。用于调气和血，止痛。适用于跌打损伤，疼痛不已。

3. 桑独通络酒：桑枝、独活、五加皮各20 g，白酒250 ml。将前3味粗碎，和白酒一同置于洁净容器中，密封，浸泡。7日后过滤去渣取液，备用。外用。取适量涂擦患处，每日2～3次。用于温中散寒，祛湿通络。用于肩周炎、风湿痛等。

4. 一醉不老酒：莲花蕊、生地黄、槐角、五加皮各90 g，没食子6个，白酒1 000 ml。将上述5味药捣碎，和白酒一同置于洁净容器中，密封，浸泡。每日振摇1～2次，春冬1个月，秋20日，夏10日后，即可过滤去渣留液。口服，空腹温饮。每日2次，每次10～15 ml。用于滋阴补肾，养血填精，祛风除湿。用于精血不足，肾精不固，滑泄遗精，须发早白，腰膝乏力，精神萎靡，血虚。

5. 水肿汤：五加皮12 g，茯苓15 g，大腹皮9 g，生姜皮、陈皮各6 g，煎浓汁，开水冲服。治小便不利，早晚二次分服。

6. 五独敷：五加皮、独活、羌活、威灵仙、当归、川芎、桑枝各10 g，红花15 g，桂枝9 g，五味子30 g。诸药装布袋，加水1 500 ml，陈醋500 ml，煮沸后文火煎至药液浓缩约500 ml。从火上取下，先用蒸汽熏颈项部，待水温降至不烫皮肤时，用毛巾浸湿后托敷颈项肩背部15分钟，水凉或下次再洗时可再次温热。治神经根型颈椎病。

芍药始载于《神农本草经》，列为中品。《名医别录》云："生中岳川谷及丘陵。二月八月采根，曝干。其有养血柔肝，缓急止痛功能。" 赤芍与白芍之分，始载于《本草经集注》："今出白山、蒋山、茅山最好，白而长大，余处亦有而多赤，赤者小利。"《本草纲目》李时珍曰："今药中所用，亦多取扬州者……其品凡三十余种，有千叶、单叶、楼子之异。入药宜单叶之根，气味全厚。根之赤白，随花之色也。"含有芍药苷、芍药内酯苷等。

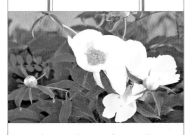

[别名] 白芍。

[来源] 为毛茛科植物芍药 *Paeonia lactiflora* Pall. 的干燥根 (除去外皮)。

[形态] 多年生草本，根粗肥，圆柱形或略呈纺锤形。茎直立，上部略分枝。叶互生，茎下部叶为二回三出复叶，小叶窄卵形、披针形，边缘密生骨质白色小乳突，下面延脉疏生短柔毛。花大，顶生或腋生，花瓣白色或粉红色。雄蕊多数。蓇葖果 3 ～ 5，卵形（图 44-1、图 44-2）。

州者……其品凡三十余种，有千叶……』

《本草纲目》李时珍曰：『今药中所用，亦多取扬

根，曝干。其有养血柔肝，缓急止痛功能。』

《别录》云：『生中岳川谷及丘陵。二月八月采

芍药始载于《神农本草经》，列为中品。《名医》

155

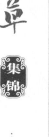

霍山本草 集锦

 西山药库

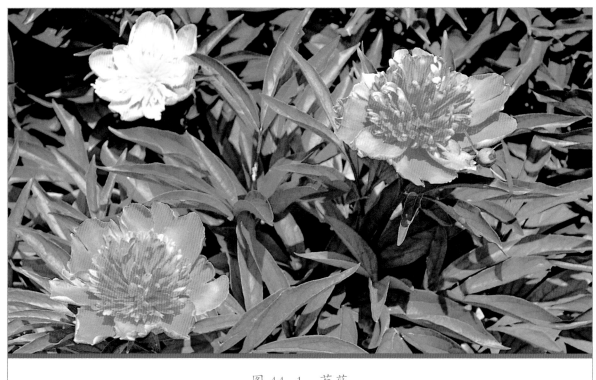

图 44-1 芍药

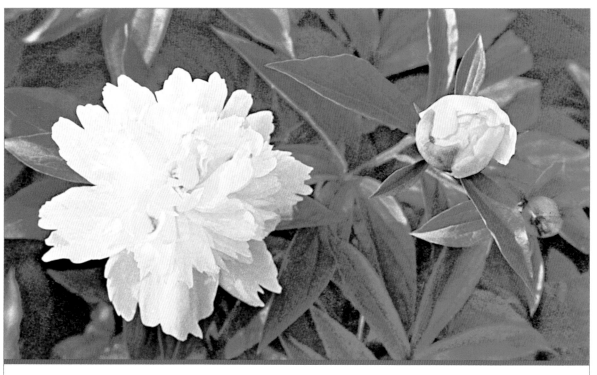

图 44-2 芍药

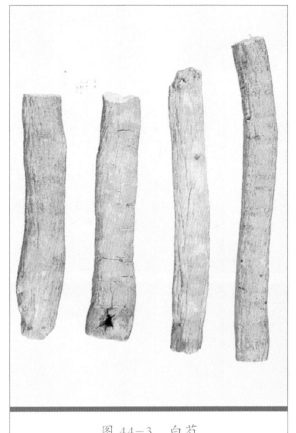

图 44-3　白芍

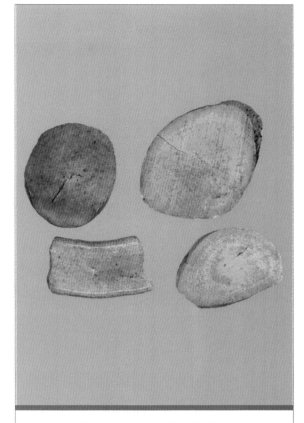

图 44-4　白芍(饮片)

[生境分布]　生于山地草坡。分布于安徽、浙江、四川、山东等地。

[性　状]　呈圆柱形，平直稍弯曲，两端平截，长 5 ～ 18 cm，直 径 1 ～ 2.5 cm。表面类白色或淡棕红色，光洁或有纵皱纹及细根痕，偶有残存的棕褐色外皮，断面平坦，类白色，射线放射状（图 44-3）。饮片：呈类圆形切片，直径 10 ～ 25 mm。外表皮呈淡棕红色或类白色。内面灰白色或微带红色，角质，有环纹以及放射状筋脉纹，气微寒，味微苦（图 44-4）。

[性味归经]　本品味苦、酸、甘，微寒。归肝、脾经。

[功效主治]　补血敛阴，柔肝止痛，平降肝阳。用于血虚月经不调，经行腹痛，或崩漏，阴虚盗汗，表虚自汗；血虚肝郁，胁肋疼痛，肝脾失和，腹痛泄泻，脘腹及四肢挛急疼痛；肝阳上亢，头晕目眩。

[用量用法]　10 ～ 15 g。

[贮藏]　防湿、防霉变。

1. 白芍种玉酒：白芍、胡桃仁各60 g，熟地黄、当归、山茱萸、远志、紫河车各50 g，枸杞子、菟丝子各30 g，五味子、香附各20 g，丹参15 g，酸石榴子、炙甘草、酸枣仁、麦芽、谷芽各10 g，白酒500 ml，蜂蜜300 g。将前药研末，和白酒一同置于洁净容器中，密封，浸泡。每日摇匀1次，15日后过滤去渣取液，备用。口服。每日2次，每次10～20 ml。用于养血滋阴，补肝益肾。主治妇人身瘦，血虚型不孕症。

2. 白玉长寿酒：玉竹、白芍各30 g，当归、何首乌（制）、党参各20 g，白酒1 000 ml。将以上诸药共研为粗粉，装入药袋，和白酒一同置于洁净容器中，密封，浸泡。7日后取出药袋，压榨取液，并将药液与药酒混合，静置后过滤即得。口服，每日2次，每次服10～20 ml。益气血，健脾胃，延年益寿。主治气阴不足，身倦乏力，食欲缺乏，血脂过高者。

3. 肝癌饮：白芍、半枝莲各15 g，茯苓、牡丹皮、十大功劳叶各9 g，玄参6 g，龙葵30 g。水煎，每日1剂。用于减轻肝癌症状。

4. 调经饮：白芍、当归、熟地黄各9 g，川芎4.5 g。水煎四物汤，内服。治月经不调。早、中、晚各1次。

5. 安神饮：白芍12 g，柴胡、川芎、牡丹皮各8 g，香附、合欢花、山茱萸各10 g，生地黄12 g，夜交藤15 g，炙甘草6 g，龙齿15 g。水煎，每日1剂。7剂为1个疗程。治多梦型不寐证。

6. 补气养血酒：当归、白芍、川芎、熟地黄、人参、白术、茯苓各30 g，枸杞子24 g，大枣10 g，生姜60 g，炙甘草30 g，米酒2 500 ml。将上述药物研碎，和米酒一同置于洁净容器中，加盖密封，浸泡。每日摇匀1次，浸泡7日即可。冬季，可将密封的酒隔水加热30分钟，取出后置于阴凉干燥处浸泡7日，启封过滤去渣即可。口服，每日2次，每次10～30 ml。补气养血，益肝明目。用于心悸怔忡，精神萎靡，食欲不振。

7. 芍甘木瓜汤：白芍60 g，炙甘草15 g，木瓜30 g。水煎，每日1剂，连服8剂。用于半夜腿抽筋。

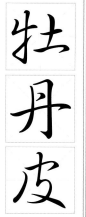

牡丹皮

牡丹始载于《神农本草经》，列为中品。《名医别录》云："生巴郡山谷及汉中。二月、八月采根，阴干。"《本草经集注》云："今东间亦有，色赤者为好，用之去心。"《新修本草》云："根似芍药，肉白皮丹。"《本草图经》曰："此花一名木芍药，近世人多贵重。圃人欲其花之诡异，皆秋冬移接，培以壤土，至春盛开，其状百变。故其根性殊失本真，药中不可用此品，绝无力也。"《本草纲目》李时珍曰："牡丹惟取红、白单瓣者入药，其千叶异品，皆人巧所致，气味不纯，不可用。"有清热凉血，活血散瘀之功。根中含牡丹酚、牡丹酚苷、芍药苷、羟基芍药苷等。

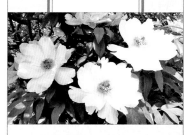

《本草纲目》李时珍曰："牡丹惟取红、白单瓣者入药，其千叶异品，皆人巧所致，气味不纯，不可用。"有清热凉血，活血散瘀之功。

《本草经集注》云："今东间亦有，色赤者为好，用之去心。"

[别名] 丹皮、粉丹皮、木芍药、洛阳花。

[来源] 为毛茛科植物牡丹 *Paeonia suffruticosa* Andr. 的干燥根皮。

[形态] 落叶灌木，高 1～2 m，根皮厚，灰褐色。树皮黑灰色。叶常为二回三出复叶，顶生小叶 3 裂，侧生小叶 2 浅裂或不裂，叶片下面有白粉。花大，单生于枝顶，直径 10～20 cm；萼片 5，绿色，花瓣 5 或重瓣，因品种不同而有白、红、紫红、

159

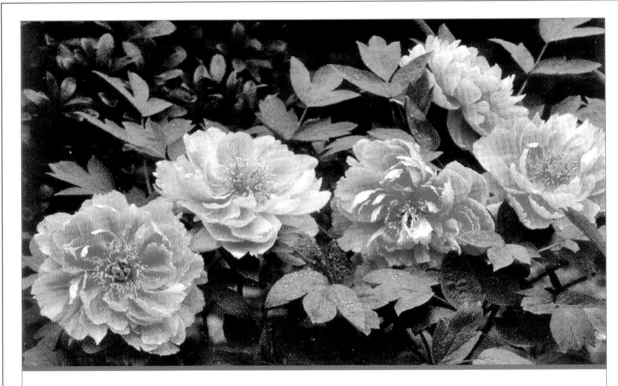

图 45-1　牡丹

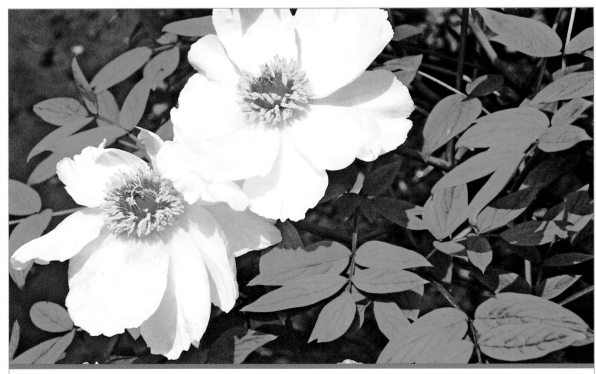

图 45-2　牡丹

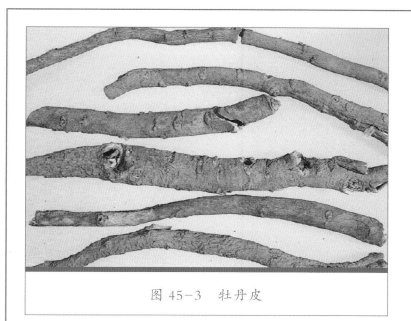

图 45-3　牡丹皮

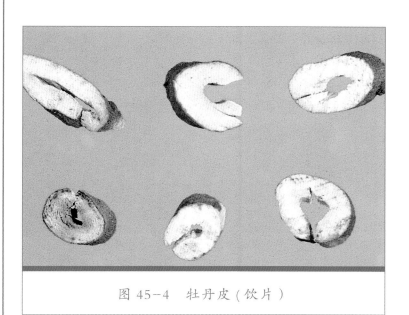

图 45-4　牡丹皮（饮片）

黄等多种颜色；雄蕊多数，花药黄色，心皮 3 ～ 5，离生。蓇葖果卵形（图 45-1、图 45-2）。

[生境分布]　生性喜温暖气候。栽培为多。主产于安徽、山东。

[性状]　呈筒状或半筒状，有纵剖开得裂缝，长 5 ～ 20 cm，直径 0.5 ～ 1.2 cm。厚 0.1 ～ 0.4 cm。外表面灰褐色或黄褐色，栓皮脱落处粉红色，内表面淡灰黄色，常见发亮结晶，质硬而脆，易折断，断面平坦，粉性，淡粉红色（图 45-3）。饮片：呈类圆形切片，中空，有一切缝，表面灰褐色。切面淡红棕色，平坦，粉性，质脆。气香特异，味微苦，微涩（图 45-4）。

[性味归经]　本品味苦、辛，微寒。归心、肝、肾经。

[功效主治]　清热凉血，退虚热，活血散瘀。用于热入营血，身发斑疹；温病后期阴分伏热，夜热朝凉；血滞经闭痛经，癥瘕积聚，跌打损伤以及肠痈初起，疮疡肿痛。

[用量用法]　煎服，6 ～ 12 g。

[贮藏]　置干燥处，防阴潮。

西山药库

1. 治白饮：牡丹皮、生地黄、玄参、重楼各15 g，薏苡仁20 g，地骨皮9 g，白花蛇舌草、生黄芪、大青叶各30 g。水煎，每日3次。用于急性白血病，能使症状缓解。

2. 痛经饮：牡丹皮、桃仁、赤芍、桂枝、茯苓各等份，共研为末，炼蜜和为丸，每次服9 g，每日2次，温开水送服。治痛经。

3. 丹皮五生方：牡丹皮12 g，生地黄12 g，鱼腥草30 g，蒲公英30 g，丹参12 g，王不留行12 g，野菊花12 g，五味子9 g，夏枯草15 g，海带15 g，石见穿15 g。先将这些药材加入清水浸泡3小时，中间要搅拌几次，使清水被药物部分吸收，最后再加清水，放火上煎煮40分钟，即成。每剂煎2次。每日1剂，早、晚各服1次。用于肺癌的辅助治疗。

4. 丹皮肉桂化瘀酒：牡丹皮、肉桂、桃仁各30 g，生地黄汁200 ml，白酒500 ml。将桃仁去皮和尖部，放在干燥的锅中，以小火炒黄；肉桂去粗皮。将桃仁、牡丹皮和肉桂共捣为细末，与生地黄汁和白酒一同入锅，以小火煎煮数十沸；冷却后，过滤去渣，贮存备用。口服，温热空腹服用。每日3次，每次10～20 ml。通经化瘀，止痛。用于跌打损伤，瘀血在腹，疼痛难忍者。

5. 月季调经酒：月季花12朵，当归15 g，牡丹皮15 g，白酒适量。将各药混合后，浸于酒中1周以上，备用。当月经来潮时适量饮酒。用于肝郁型月经先期，表现为小腹疼痛者。

6. 活血消肿酒：当归、川芎各15 g，白芷、桃仁、红花、牡丹皮、乳香、没药各9 g，泽泻、苏木各12 g，白酒1 500～2 000 ml。将上述前10味加工成粗末，以纱布包，和白酒一同置于洁净容器中，密封，浸泡。放置7日后，过滤去渣取液，贮瓶备用。口服。每日服3次，每次服10～15 ml。活血止痛，逐瘀消肿。用于跌打损伤。

7. 丹参丹皮茴香粥：丹参12 g，牡丹皮10 g，茴香15 g，粳米适量。先将前3味水煎取汁，再将粳米洗干净煮粥，待粥熟时调入药汁即可。日常食用。用治阴道炎。

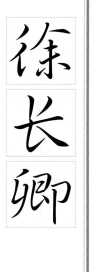

徐长卿

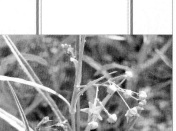

新修本草云：「此药叶似柳，两叶相当，有光泽，所在川泽有之。根如细辛，微粗长而有臊气。」《蜀本草》云：「苗似小麦，两叶相对，三月苗青。七月、八月著子，似萝摩子而小。九月苗黄，十月凋。」

徐长卿始载于《神农本草经》，列为上品。《新修本草》云："此药叶似柳，两叶相当，有光泽，所在川泽有之。根如细辛，微粗长而有臊气。"《蜀本草》云："苗似小麦，两叶相对，三月苗青。七月、八月著子，似萝摩子而小。九月苗黄，十月凋。" 有祛风化湿，行气通络作用。根及根茎含牡丹皮酚等。

[别名]　了刁竹、一枝香、竹叶细辛、寮刁竹。

[来源]　为萝摩科植物徐长卿 *Cynanchum paniculatum* (Bge.) Kitag. 的干燥根及根茎。

[形态]　多年生草本。根须状，茎直立，不分枝，叶对生，披针形，叶缘反卷有睫毛。圆锥花序近顶腋小，通常有花十余朵；花冠黄绿色，辐射状，蓇葖果单生，种子长圆形，顶端具白色绢质毛（图46-1）。

[生境分布]　生于山坡草丛中，我国大部地区均有分布。

[性状]　根茎呈不规则柱状，有节，四周着生多数细长的根。根呈圆柱形，弯曲，表面淡褐色或淡棕黄色，具微细的纵皱纹，并有纤维的须根，质脆，易折断，断面皮部黄白色，木部细小，黄棕色，有粉性。气香，味辛（图46-2）。

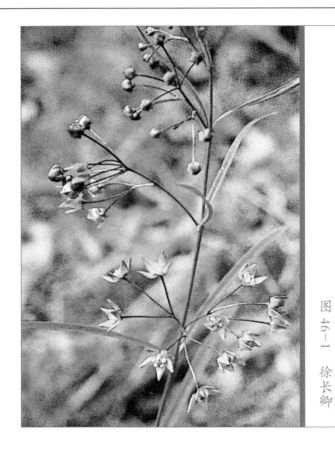

图 46—1 徐长卿

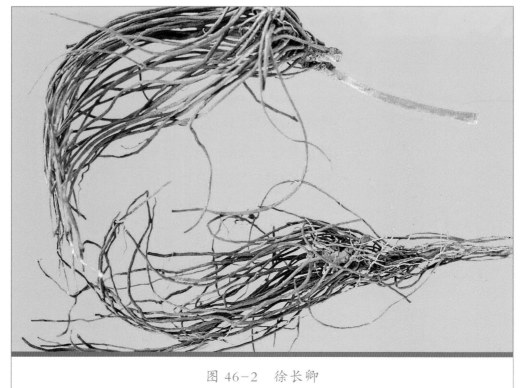

图 46-2 徐长卿

［性味归经］ 味辛，温。归肝、胃经。

［功效主治］ 祛风除湿，止痛止痒，解毒消肿。用于风湿痹痛，牙痛，心腹痛，痛经，跌打伤痛，皮肤瘙痒，毒蛇咬伤。

［用量用法］ 煎服，3 ～ 12 g。

［贮藏］ 置空气流通处，防潮。

养生保健及常用配方

1. 苦参长卿酒：苦参、徐长卿各30 g，白降丹0.5 g，麝香0.2 g，95％乙醇130 ml。将上述前2味粗碎，置于洁净容器中，添加清水，用文火煎煮2次，取汁混合浓缩至20～25 ml，候冷，再添加乙醇，静置2日，过滤去渣留液，最后加入白降丹、麝香溶解。外用。每日2～3次，每次用消毒棉球蘸本酒涂抹患处。祛风清热，解毒止痒，活血化瘀，抗菌消炎，用于神经性皮炎。

2. 防治冻伤酒：红花、干姜各18 g，徐长卿15 g，附子（制）12 g，肉桂9 g，白酒1 000 ml。将上药共捣碎，和白酒一同置于洁净容器中，密封，浸泡。7日后即可过滤去渣取液，备用。口服。每日2～4次，每次服10～15 ml。温经散寒，活血通络，预防冻疮。

3. 徐长卿茶：徐长卿根50 g，猪精肉200 g，老酒100 ml。上药加水500 ml，煎煮60分钟左右（以肉稀烂为度），去药渣，药液置保温瓶中，代茶饮用，1日内分3～4次饮完。每日1剂。祛风活络，镇痛，用于风湿痹着，阻滞气血所致的肢体关节疼痛或风湿痹阻引起的腰痛。

4. 徐长卿方：徐长卿12 g。水煎2次，将2次煎液混匀。每日1剂，分2次服。祛风止痛，用于牙痛。

5. 地榆徐长卿方：地榆10 g，蜘蛛香9 g，徐长卿6 g。将上药用水煎煮，滤渣，取汁。每日1剂，分3次服。止血止泻，用于腹泻，痢疾。

6. 蛇舌草徐长卿饮：蜂蜜100 g，白花蛇舌草20 g，徐长卿10 g，川芎10 g。将后3味药入锅加水适量，煎煮2次，每次20分钟，合并滤汁，放凉后调入蜂蜜即成。日服1剂，分2次服。7天为1个疗程。清热泻火，行气止痛，用于胃热型慢性胃炎。

本草名论

徐长卿

西山药库

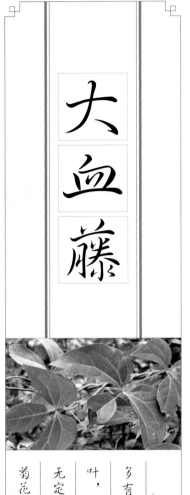

大血藤始载于《本草图经》，曰："血藤生信州。叶如蘡薁，根如大拇指，其色黄。五月采。攻血，治气块。"并附有"信州血藤"图。《植物名实图考》谓大血藤曰："今江西庐山多有之，土名大活血。蔓生，紫茎，一枝三叶，宛如一叶擘分，或半边圆，或有角而方，无定形，光滑厚韧。根长数尺，外紫内白，有菊花心。掘出曝之。紫液津润，酒浸一宿，红艳如血，市医常用之。"有清热解毒，活血，祛风功能。主含大黄素、大黄素甲醚等。

[别名]　红藤、大活血、大血藤、大血通、血通。

[来源]　为木通科植物大血藤 *Sargentodoxa cuneata*（Oliv．）Rehd．et Wils．的干燥藤茎。

[形态]　落叶木质藤本，长达 10 m。茎圆柱形，褐色扭曲，有条纹，砍断时有红色液汁渗出，叶互生，为三出复叶，中间小叶倒卵形，侧生小叶较大，斜卵形。花序总状，下垂；花单性，雌雄异株；萼片和花瓣各 6 片，黄色。心皮多数，离生，螺旋排列。浆果肉质；种子卵形（图 47-1）。

[生境分布]　生于深山疏林，大山沟畔肥沃土壤的灌木丛中。分布于安徽、浙江、江西等地。

菊花心……」

无定形，光滑厚韧。根长数尺，外紫内白，有

叶，宛如一叶擘分，或半边圆，或有角而方，

多有之，土名大活血。蔓生，紫茎，一枝三

植物名实图考谓大血藤曰：『今江西庐山

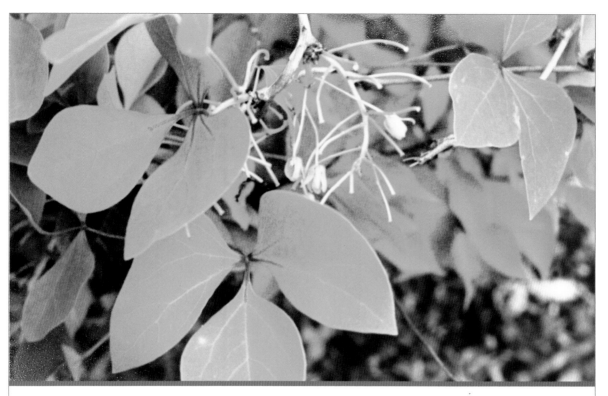

图 47-1　大血藤

[性状]　呈类圆形切片，表面褐棕色，粗糙。切面皮部深红色，有多处向木部嵌入，木部黄白色，放射状排列并有多数小孔。质坚硬。气微寒，味微涩（图47-2）。

[性味归经]　本品味苦，平。归大肠经。

[功效主治]　清热解毒，活血止痛。用于肠痈腹痛，妇女经行腹痛，跌打伤痛，风湿痹痛。

[用量用法]　煎服，15 ～ 30 g。孕妇慎用。

[贮藏]　置通风干燥处。

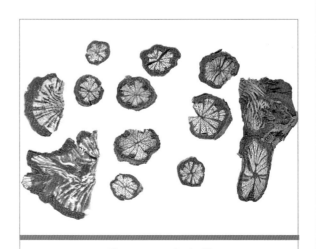

图 47-2　大血藤

167

1. 大血藤何首乌茶：大血藤10 g，何首乌3 g。将大血藤、何首乌放入较大的有盖杯中，用沸水冲泡，加盖，焖15分钟后可开始饮用。代茶饮。补血活血，益肾祛斑。

2. 女贞子大血藤蜜茶：女贞子10 g，大血藤12 g，蜂蜜少许。女贞子、大血藤打碎，共用水煎，加蜂蜜冲服。代茶饮。活血通络，益肾散瘀。

3. 大血藤熟地黄茶饮：大血藤10 g，当归15 g，熟地黄10 g，绿茶少许。先用水泡，然后将上述4味加水一起煎开，开后再煎20～30分钟，一天喝2次。滋阴补血，活血祛斑。

4. 侧柏叶大血藤蜜茶：侧柏叶10 g，大血藤12 g，蜂蜜少许。侧柏叶与大血藤共用水煎，加蜂蜜冲服。代茶饮。补血，活血，通络。

5. 枸杞大血藤茶：枸杞子（干品）5 g，大血藤10 g，绿茶2 g。将枸杞子、大血藤洗净，同入砂锅，加水浸泡片刻，中火煎煮30分钟过滤，冲绿茶即成。代茶饮。补血活血，补肝肾。

6. 大血藤木耳绿豆汤：大血藤12 g，绿豆50 g，泡发木耳50 g，香油3 g，盐、味精各少许。木耳洗净，撕成小片。把绿豆淘洗干净后直接放入砂锅内，加适量清水，用小火煮约15分钟，再放入大血藤、黑木耳，煮1～2小时，加入香油、盐、味精即成。常服。活血通络，养颜补血。

7. 益母草大血藤黑豆粥：益母草、大血藤各10 g，黑豆30 g，薏苡仁50 g。薏苡仁、黑豆洗净，提前浸泡2小时，煮粥，待粥将熟时放入大血藤、益母草，放入砂锅中，待粥煮熟即可。早晚服。补血活血，益肾养颜。

8. 大血藤白酒：大血藤60 g，白酒500 g。大血藤洗净，至容器中，加入白酒，密封，浸泡20～30天即成。日服2次，每服10 ml。活血通络，败毒消痛，祛风杀虫，强筋壮骨，壮阳。用于月经不调，风湿痹痛，跌打损伤，血瘀肿痛。

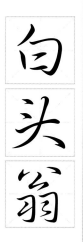

白头翁

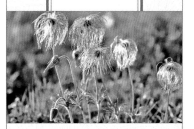

新修本草云："其叶似芍药而大。抽一茎，茎头一花，紫色，似木槿花。实大者如鸡子，白毛寸余，皆披下，似䕡头，正似白头老翁，故名焉。"

白头翁始载于《神农本草经》，列为下品。《本草经集注》云："近根处有白茸，状似白头老翁，故以为名。方用亦疗毒痢。"《新修本草》云："其叶似芍药而大。抽一茎，茎头一花，紫色，似木槿花。实大者如鸡子，白毛寸余，皆披下，似䕡头，正似白头老翁，故名焉。"《蜀本草》曰："有细毛，不滑泽，花蕊黄。今所在有之。二月采花，四月采实，八月采根。皆晒干。"白头翁有清热解毒，凉血止痢功能。全草含白头翁素。根含三萜式皂苷等。

[别名] 毛姑朵花、老婆子花、老公花。

[来源] 为毛茛科植物白头翁 *Pulsatilla chinensis* (Bge.) Regel 的干燥根。

[形态] 多年生草本。全株密被白色长柔毛。根圆锥形，基生叶 4～5，叶片宽卵形，下面有柔毛，3 全裂，中央裂片有柄，3 深裂，侧生裂片无柄，不等 3 裂。总苞钟形，有密柔毛。花单朵顶生，萼片花瓣状，6 片，紫蓝色，外面有绵毛。蒴果有宿存羽毛状花柱，长 3.5～6.5 cm（图 48-1、图 48-2）。

[生境分布] 生于平原草地，低山坡或灌木丛中。分布于安徽、江苏、湖北等地。

[性状]　呈类圆柱形或圆锥形稍扭曲，长 6 ～ 20 cm，直径 0.5 ～ 2 cm。表面黄棕色或棕褐色，具不规则纵皱纹或纵沟，皮部易脱落，露出黄色的木部，有的有网状裂纹或裂隙，近根头处常有朽状凹洞。根头膨大，有白色绒毛和鞘状叶柄残基，断面皮部黄白色，木部淡黄色（图 48-3）。饮片：呈类圆形不规则切片，直径 5 ～ 15 mm。表面棕黄色至棕褐色，具纵沟纹，有的有白色绒毛，切面皮部淡黄棕色，其数层环状裂隙，木部淡黄色，放射状，有小孔。质硬脆。气微，味微苦，涩（图 48-4）。

[性味归经]　本品味苦，寒。归大肠经。

[功效主治]　清热解毒，凉血止痢。用于湿热毒痢，痢下赤白，湿热阴痒，疟疾。

[用量用法]　煎服，6 ～ 15 g。外用适量。

[贮藏]　置通风干燥处。

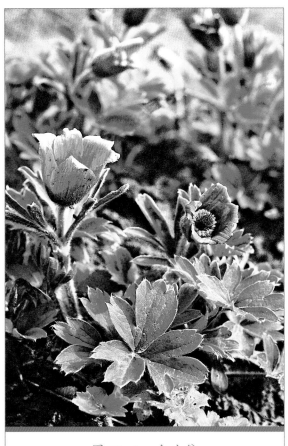

图 48-1　白头翁

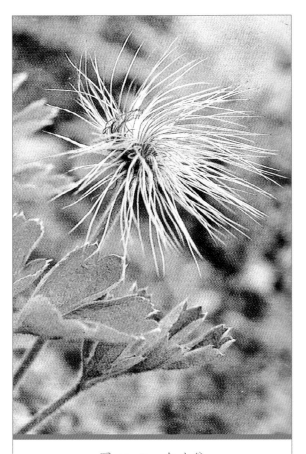

图 48-2　白头翁

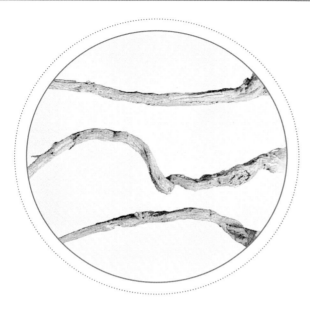

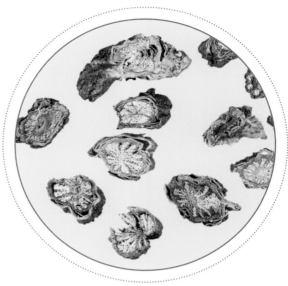

图 48-3　白头翁药材　　　　　　图 48-4　白头翁（饮片）

养生保健及常用配方

1. 赤芍白头翁汤：赤芍、白头翁各30 g，柴胡、谷精草各20 g，麻黄6 g，番泻叶5 g。将上述诸药加适量水煎，口服。每日1剂，每日3次。祛风散热。用于红眼病。

2. 痢疾饮：白头翁、秦皮各9 g，黄柏6 g，黄连3 g。水煎，分2次服。治痢疾。

3. 牙龈散：白头翁切碎3份，白胡椒1份。加水少许，捣成泥状，塞入牙肿处，上下牙咬紧，几分钟后吐出漱口。治牙龈炎。

4. 治疝气散：白头翁、荔枝核各100 g。俱酒浸，炒为末，每早服15 g，白汤调下。治男子疝气或偏坠。

5. 白头翁汤：白头翁120 g。加水按常法煎汤。每日1剂，2次分服。散结消瘰。用治急性淋巴结炎。

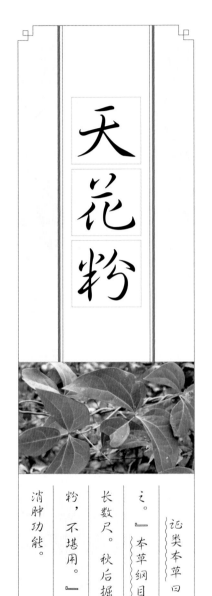

天花粉

证类本草曰：「栝楼主消渴，古方亦单用之。」本草纲目又曰：「其根直下生，年久者长数尺。秋后掘者结实有粉。夏月掘者有筋无粉，不堪用。」有生津止渴，降火润燥，排脓消肿功能。

172

天花粉又名栝楼根，始载于《神农本草经》，列为中品。曰："栝楼根，味苦，寒。主消渴，身热，烦满，大热。补虚安中，续绝伤。一名地楼。"《名医别录》曰："栝楼根，无毒，主除肠胃中痼热。"《本草经集注》云："出近道，藤生，状如土瓜而叶有叉。"《毛诗》云："……用根，入土六七尺，大二三围者，服食亦用之。"《新修本草》云："今用根作粉，大宜服石，虚热人食之。作粉如作葛粉法，洁白美好。今出陕州者，白实最佳。"《证类本草》曰："栝楼主消渴，古方亦单用之。"《本草纲目》又曰："其根直下生，年久者长数尺。秋后掘者结实有粉。夏月掘者有筋无粉，不堪用。"有生津止渴，降火润燥，排脓消肿功能。栝楼根中含多量淀粉及皂苷、"天花粉蛋白"等。

[别名] 栝楼根、天瓜粉、白药。

[来源] 为葫芦科植物栝楼 *Trichosanthes kirilowii* Maxim. 的干燥根。

[形态] 多年生草质藤本。块根粗长柱状，肥厚。茎攀援，有棱，卷须2～3歧。叶互生，叶片宽卵状心形或扁心形，3～5浅裂至深裂，两面稍被毛。

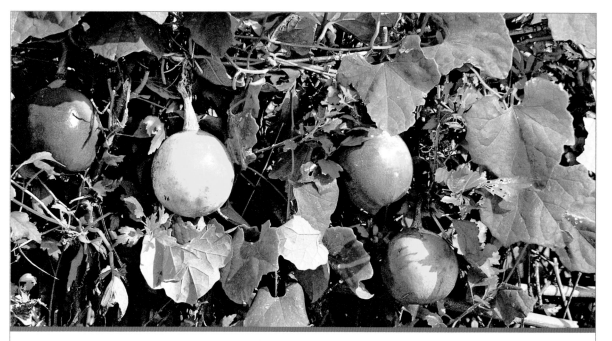

图 49-1　栝楼

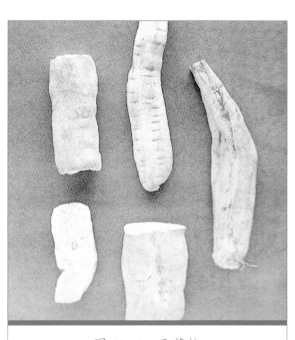

图 49-2　天花粉

雄花 3 ～ 8 朵成总状花序，花生于上端。萼片线形，全缘。花冠白色，花冠裂片扇状倒三角形，先端有流苏，雌花单生，子房椭圆形；果实宽卵状椭圆形至球形。种子扁平，卵状椭圆形。浅棕色，光滑，近边缘处有一圈棱线（图 49-1）。

[生境分布]　生于山坡草丛、林缘溪旁及路边。分布于华东、华北等地，各地均有栽培。

[性状]　呈不规则的圆柱形，纺锤形或瓣块状，长 8 ～ 15 mm，直径 1.5 ～ 15 mm。表面黄白色，有纵皱纹，细根痕或凹陷的横长皮孔，有黄色外皮残留，断面白色或淡黄色，富粉性，横切面可见黄色导管，放射状排列（图 49-2）。片：呈类长方形，类圆形不规则切片，外表面淡黄白色，切面类白色，横切面

有放射状纹理和孔，纵切面有黄色纵向筋脉纹。粉性强，气微寒，味淡而微苦（图49-3）。

[性味归经] 本品味甘、微苦，寒。归肺、胃经。

[功效主治] 清热生津，消肿排脓。用于热病伤津口渴，消渴，燥咳痰少，或痰中带血；疮疡初起，红肿热痛，或疮疡已溃，脓出不畅。

[用量用法] 煎服，10～15 g。

[贮藏] 置通风干燥处，防潮。

[附药] 瓜蒌为栝楼果实。本品味甘、微苦，寒。归肺、胃、大肠经。清热化痰，宽胸散结，润肠通便。用于痰热咳喘，胸痹，结胸，肺痈，肠痈，乳痈以及肠燥便秘。用量用法：全瓜蒌 10～20 g，瓜蒌皮 6～12 g，瓜蒌仁 10～15 g（图49-4、图49-5）。瓜蒌仁宜打碎入煎。本品甘寒而滑，脾虚便溏及湿痰，寒痰者忌用。反乌头。

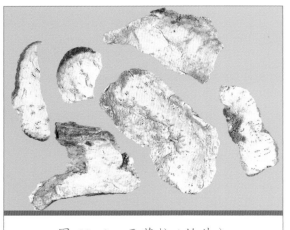

图 49-3　天花粉（饮片）

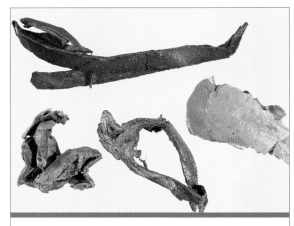

图 49-4　瓜蒌皮（饮片）

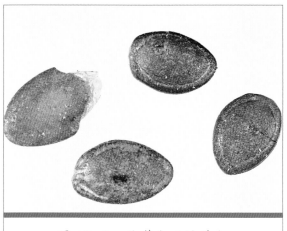

图 49-5　瓜蒌仁（饮片）

1. 消渴饮：天花粉去皮，切细，加水泡5天，每天换水。取出捣碎，过滤、澄清、晒干，每次加水服1勺，一日3次。用于糖尿病。

2. 溃疡汤：天花粉30 g，贝母15 g，鸡蛋壳10个，研末，每服6 g，每日3次，白开水送服。治胃及十二指肠溃疡。

3. 肿痛膏：取栝楼根捣烂涂患处，用厚布包裹，热除，痛即止。治外伤肿痛。

4. 虚咳饮：天花粉50 g，人参15 g。上药研为末，每服5 g，米汤下，每日3次。治虚热咳嗽。

5. 栝楼饼：栝楼瓤250 g，白糖100 g，面粉700 g。栝楼瓤去子，与白糖加水同煨熟，糖、瓤拌匀，压成馅备用；面粉发起后揉好，分成一个个小团，每小团压成小饼，加馅包好，再压成小饼，烙熟即可。每日午、晚食用。用于冠心病。

6. 栝蒌定喘酒：栝楼25 g，鲜蒌200 g，白酒500 ml。将栝楼、鲜蒌洗净，捣碎，置入洁净容器中，加白酒，密封，浸泡。14日后即可过滤去渣取液。口服。每晚1次，每次20 ml。活血祛痰，定喘，用于喘息，咳喘，胸痹刺痛。

7. 山楂栝楼酒：山楂50 g，栝楼30 g，米酒1 000 ml。将前2味捣碎，和米酒一同置于洁净容器中，密封，浸泡。每日振摇1～2次，3日后即可过滤去渣留液。口服。每日3次，每次5～10 ml。活血化瘀，祛痰消滞，用于痰阻血滞型冠心病，心前区痞闷胀痛，头晕，纳差，腹胀，心悸。

本草各论

天花粉

西山药库

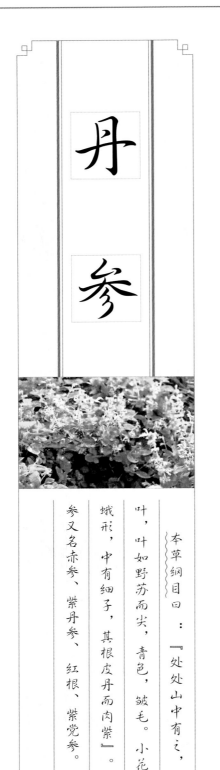

丹参 西山药库

本草纲目曰：「处处山中有之，一枝五叶，叶如野苏而尖，青色，皱毛。小花成穗如蛾形，中有细子，其根皮丹而肉紫」。所以丹参又名赤参、紫丹参、红根、紫党参。

丹参始载于《神农本草经》，列为上品。曰："味苦微寒。主心腹邪气，肠鸣幽幽如走水，寒热积聚，破癥除瘕，止烦满，益气。一名郄蝉草。"以后历代本草均有收载。《本草纲目》曰："处处山中有之，一枝五叶，叶如野苏而尖，青色，皱毛。小花成穗如蛾形，中有细子，其根皮丹而肉紫。"所以丹参又名赤参、紫丹参、红根、紫党参。丹参为活血药，具有活血祛瘀，通经止痛，清心除烦，凉血消痈的功效。用于胸痹心痛，脘腹胁痛，癥瘕积聚，热痹疼痛，心烦不眠，月经不调，疮疡肿痛等。成分主要为丹参酮、隐丹参酮等菲醌类化合物，现代研究表明具有改善血液流变性、改善血流动力学、改善微循环、抗心肌缺血、抗脑缺血损伤、抗肝损伤、促进组织修复与再生等作用。

[别名]　红根、大红袍、血参根、红丹参、紫丹参。

[来源]　为唇形科植物丹参*Salvia miltiorrhiza* Bge. 的干燥根及根茎。

[形态]　多年生草本。根圆柱形，朱红色。茎四方形。叶对生，羽状复叶，小叶5～7，两面被白色柔毛。轮伞花序组成顶生或腋生的假总状花序；花冠蓝紫色，二唇形。小坚果椭圆形（图50-1）。

[生境与分布]　生于向阳山坡草丛，沟边路旁或林边。主产安徽、山东、河南等地。

[性状]　本品野生呈长圆柱形，略弯曲，有的分枝并具须状，细根，长10～20 cm，直径0.3～1 cm （图50-2）。栽培品较粗壮，表面棕红色或暗棕红色，具纵皱纹。断面疏松，皮部棕红色，木部灰黄色或紫褐色（图50-3）。饮片：呈类圆形或不规则形饮片，直径3～15 cm。外皮棕红色或暗褐色，具纵皱纹。切面褐色，有放射花纹，少数有髓部。气微寒，味微涩微苦（图50-4）。

[性味归经]　本品味苦，微寒。归心、肝经。

[功效主治]　活血调经，凉血消痈，安神。用于妇女月经不调，痛经，经闭，产后瘀滞腹痛及血瘀之心胸、脘腹疼痛，癥瘕积聚，风湿痹痛等；疮疡痈肿；热病烦躁神昏，心悸失眠等。

[用量用法]　煎服，5～10 g；反藜芦。

[贮藏]　置阴凉干燥处。

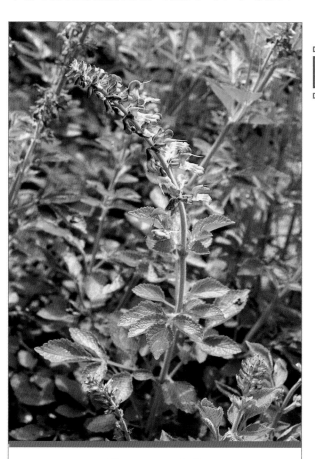

图 50-1　丹参

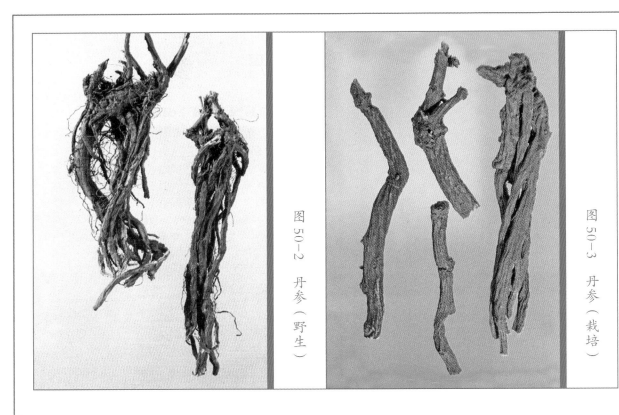

图 50-2　丹参（野生）

图 50-3　丹参（栽培）

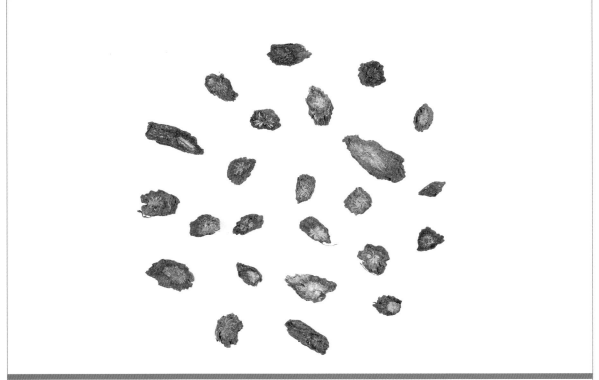

图 50-4　丹参（饮片）

1. 丹参茶：丹参9 g，绿茶3 g，将丹参制成粗末，与茶叶以沸水冲泡10分钟即可。每日1剂，不拘时饮用。适用于冠心病，心绞痛等的治疗与预防。

2. 丹参龙眼汤：丹参、龙眼肉、炒枣仁各15 g。将上述材料加水按常法煎煮，取药汁后即成。加适量白蜜调服，每日2次，可常食。用于久患癫痫，气虚血亏者。

3. 丹参粥：丹参30 g，粳米50 g。将丹参水煎取汁，兑入已煮熟的粳米粥内，再煮一二沸即成。日常食用，每日1剂。活血祛瘀，止痛，用于三叉神经痛。

4. 双参山楂酒：人参、丹参各10 g，山楂20 g，白酒500 ml。将前2味切片，和山楂、白酒一同置于洁净容器中，密封，浸泡。30日后即可过滤去渣取液，口服。每日2次，每次15～20 ml。生津益血，养血安神。用于冠心病，高脂血症。

5. 一味丹参酒：丹参50 g，白酒500 ml。先将丹参洗净，切成薄片，放入纱布袋中，扎紧袋口；然后和白酒一同置于洁净容器中，密封，浸泡，15～30日后即成。口服，每日2次，每次1小盏（10～20 ml）。活血祛瘀，宁心安神，用于冠心病，心绞痛，妇女月经不调，血栓闭塞性脉管炎等。

6. 养血安神酒：丹参、酸枣仁各50 g，五味子30 g，白酒1 000 ml。将前3味捣碎或切成薄片，和白酒一同置于洁净容器中，密封，浸泡。7日后，过滤去渣取液，即成。口服，日服2次，每次服10～20 ml。养血安神，主治失眠，多梦，心悸等。

7. 丹参粉：丹参100 g。将丹参研成细粉，装瓶备用。每次3 g，每日3次内服。活血化瘀，用于治疗痤疮。

8. 丹花饮：丹参20 g，落花生叶茎20 g（干品）煎服，每日1剂，治疗不寐。

本草各论

丹参

西山药库

179

拉丁文学名索引

拉丁文学名索引

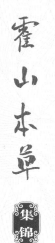